《临床药学监护》丛书

国家卫生健康委医院管理研究所药事管理研究部
国家医院药事管理质量控制中心 组织编写

吴永佩 颜青 高申 总主编

妇科疾病雌、孕激素药物治疗的药学监护

主 编 冯 欣 丁 新
副主编 郑彩虹 岳文涛
编 者（按姓氏笔画排序）
丁 新 马延敏 王 培 王程荣 付 强
冯 欣 冯梅梅 吕有标 刘小艳 池里群
汤 静 孙 慧 李心蕾 张 川 张 峻
张伶俐 邵 云 岳文涛 庞艳玉 郑彩虹
封学伟 栗 芳 郭 华 盖 迪 鄢 丹

U0212486

·北 京·

版权所有，侵权必究！

图书在版编目（CIP）数据

妇科疾病雌、孕激素药物治疗的药学监护 / 冯欣，丁新主编. —北京：人民卫生出版社，2020.10
（《临床药学监护》丛书）
ISBN 978-7-117-29363-1

Ⅰ.①妇… Ⅱ.①冯… ②丁… Ⅲ.①妇科病 - 雌激素 - 临床药学 ②妇科病 - 孕激素 - 临床药学 Ⅳ.①R711.05

中国版本图书馆 CIP 数据核字（2020）第 145114 号

人卫智网	www.ipmph.com	医学教育、学术、考试、健康，购书智慧智能综合服务平台
人卫官网	www.pmph.com	人卫官方资讯发布平台

妇科疾病雌、孕激素药物治疗的药学监护
Fuke Jibing Ci、yunjisu Yaowu Zhiliao de Yaoxue Jianhu

主　　编：冯　欣　丁　新
出版发行：人民卫生出版社（中继线 010-59780011）
地　　址：北京市朝阳区潘家园南里 19 号
邮　　编：100021
E - mail：pmph @ pmph.com
购书热线：010-59787592　010-59787584　010-65264830
印　　刷：三河市尚艺印装有限公司
经　　销：新华书店
开　　本：710×1000　1/16　　印张：12
字　　数：203 千字
版　　次：2020 年 10 月第 1 版
印　　次：2020 年 10 月第 1 次印刷
标准书号：ISBN 978-7-117-29363-1
定　　价：38.00 元

打击盗版举报电话：010-59787491　E-mail：WQ @ pmph.com
质量问题联系电话：010-59787234　E-mail：zhiliang @ pmph.com

《临床药学监护》丛书
分 册 目 录

书名	分册主编
1. 质子泵抑制剂临床应用的药学监护	高 申
2. 血栓栓塞性疾病防治的药学监护	高 申　陆方林
3. 疼痛药物治疗的药学监护	陆 进　樊碧发
4. 免疫抑制剂药物治疗的药学监护	王建华　罗 莉
5. 营养支持疗法的药学监护	杨婉花
6. 调脂药物治疗的药学监护	杨 敏　劳海燕
7. 糖皮质激素药物治疗的药学监护	缪丽燕
8. 癫痫药物治疗的药学监护	齐晓涟　王长连
9. 糖尿病药物治疗的药学监护	李 妍　苏乐群
10. 肿瘤药物治疗的药学监护	杜 光
11. 高血压药物治疗的药学监护	陈 英　林英忠
12. 止咳平喘药物临床应用药学监护	谢 娟　万自芬
13. 吸入制剂药物治疗的药学监护	胡 欣　游一中
14. 感染性疾病药物治疗的药学监护	卢晓阳　裘云庆
15. 重症疾病药物治疗的药学监护	卜一珊　高红梅
16. 精神障碍疾病药物治疗的药学监护	张 峻　张毕奎
17. 儿童肾病综合征药物治疗的药学监护	姜 玲
18. 骨质疏松症药物治疗的药学监护	闫峻峰　包明晶
19. 儿科常见疾病药物治疗的药学监护	李智平　翟晓文
20. 妇科疾病雌、孕激素药物治疗的药学监护	冯 欣　丁 新
21. 静脉药物临床应用药学监护	张 健

丛 书 序

第二次世界大战后，欧美各国现代经济和制药工业迅速发展，大量新药被开发、生产并应用于临床。随着药品品种和药品临床使用量的增加，不合理用药现象也逐趋加重，严重的药物毒副作用和过敏反应也不断增多，患者用药风险增加。同时，人类面临的疾病负担愈加严峻，慢性病及其他疾病的药物应用问题更加复杂，合理用药成为人类共同关心的重大民生问题。为充分发挥临床药师在药物治疗和药事管理中的专业技术作用，提升药物治疗水平，促进药物安全、有效、经济、适当的合理使用，西方国家于 20 世纪中叶前后在高等医药院校设置 6 年制临床药学专业 Pharm D. 课程教育，培养临床型药学专业技术人才。同期，在医院建设临床药师制度，建立药师与医师、护士合作共同参加临床药物治疗，共同为患者临床药物治疗负责，共同防范医疗风险，提高医疗工作质量，保障患者健康的优良工作模式，这在西方国家已成为临床药物治疗常规，并得到社会和医药护理学界的共识。

1997 年我们受卫生部委托起草《医疗机构药事管理暂行规定》，经对国内外医院药学技术服务情况调研分析，提出了我国"医院药学部门工作应该转型""药师观念与职责必须转变"和医院药学专业技术服务扩展发展方向，并向卫生部和教育部提出三点具体建议：一是高等医药院校设置临床药学专业教学，培养临床应用型药学专业技术人才；二是在医院建立临床药师制，药师要直接参与临床药物治疗，促进合理用药；三是为提高成品输液质量、保障患者用药安全和保护护理人员免受职业暴露，建议对静脉输液实行由药学部门管理、药学人员负责的集中统一调配与供应模式。卫生部接受了此建议，在2002 年 1 月卫生部公布《医疗机构药事管理暂行规定》，首次规定要在医院"逐步建立临床药师制"。为此，在 2005 年和 2007 年卫生部先后启动"临床药师培训基地"和"临床药师制"建设两项试点工作，并于 2009 年和 2010 年作了总结，取得了很大的成功，目前临床药师岗位培训制度和临床药师制建设已日趋规范化和常态化。随着临床药学学科的发展和临床药师制体系建设的深化，临床药师队伍迅速成长，专业技术作用逐渐明显，但临床药师普遍深感临床药学专业系统知识的不足，临床用药实践技能的不足。为提升临床药师参加临床药物治疗工作的药学监护能力，我们邀请临床药学专家和临床药师以及临床医学专家共同编写了《临床药学监护》丛书。本丛书将临床药物治疗学理论与药物治疗监护实践相结合，反映各分册临床疾病药物治疗的最新进展，以帮助临床药师在药物治疗实践活动中实施药学监护措施，提升运用临床药学专业知识解决临床用药中实际问题的能力。本丛书主要内容为依据不同疾病的药物治疗方案，设计药学监护措施，明确药学监护重点：对药物治疗方案的评价与正确实施；遴选药品的适宜性和随着疾病治疗的进展调整药物治疗意见；对药物治疗效果的评价；监测与杜绝用药错误；监测与防范药品不良反应；对患者进行用药教育等。

《临床药学监护》丛书的编写与出版，体现了国内外临床药物治疗学和临床实践活动最新发展趋势，反映了国际上临床药学领域的新的药学监护技术。本丛书可满足广大医疗机构药师学习、实践工作的需要，也可作为医疗机构医护人员和高等医药院校学员的参考用书，但撰写一部系统的《临床药学监护》丛书我们尚缺乏经验，不足之处在所难免，希望临床药师和广大读者批评指正，为再版的修订与完善提供条件。

我们衷心感谢为本丛书编写和出版付出辛勤劳动的专家、临床药师和相关人员并向其致以崇高的敬意！

吴永佩 颜 青 高 申

2018 年 3 月

前　言

随着我国妇科临床药学的迅速发展，妇科临床药师制体系建设逐步完善，妇科临床药师队伍迅速成长，人们对雌、孕激素和促性腺激素释放激素（GnRH）制剂药物及其治疗的认识不断深化，临床治疗团队中的妇科临床药师在药物治疗工作中显示出越来越重要的地位。目前妇科临床药师围绕雌、孕激素及GnRH制剂药物治疗的各个环节积极开展工作，涉及临床实践的各个方面，内容广泛，如参与医疗查房、独立药学查房、会诊、病例讨论、药物治疗方案设计和药物遴选；用药医嘱审核、处方点评和药物治疗评价；药学监护和患者用药教育；严重不良反应评估、药品疗效和个体化药物治疗监测；与患者和与医护之间的沟通；药历书写和信息资料的掌握与咨询服务；教学科研、伦理等。

本书选择临床最常用的雌、孕激素及GnRH制剂为范例，阐述临床药师如何进行药物治疗和药学监护。全书的编写遵循现代药物治疗学的基本原则，结合临床药师工作的专业特点，强调科学性、规范性、实用性和指导性的有机统一，重点放在如何开展药学监护、用药教育上。期望本书可以更好地满足广大妇科临床药师学习、实践工作的需要，增强运用临床思维和临床药学思维，及临床药学专业知识解决临床用药中的实际问题的能力，侧重妇科临床药师参加药物治疗实践活动和实施药学监护。

雌、孕激素及GnRH制剂是妇科临床应用最普遍的药物，特别是近年来超说明书用药问题日趋凸显，其潜在风险及不合理应用的问题引起医药界专家的关注。因此，对临床药物使用进行药学监护显得尤为重要。

本书首先综述雌、孕激素及GnRH制剂的临床应用现状和安全性，分别对雌、孕激素及GnRH制剂的药理学、药动学和药剂学及其与临床作用的关系进行了较为深入的阐述。明确雌、孕激素及GnRH制剂的适应证和基本治疗方案，指导临床药师根据药物性质，结合疾病特点，设计药学监护方案。本书的特点是从药学监护的角度入手，结合现有的临床诊治指南和循证医学资料，逐一归纳介绍妇科疾病的临床特点、用药原则及开展药学监护的内容、步骤和方法。

　　本书由国内妇科临床医学、临床药学专家共同编写，全面阐述了雌、孕激素及 GnRH 制剂的药物治疗问题，具有很强的实用性和指导意义，是一本面向广大妇科临床药师开展药学监护的指导性参考书。

编　者

2020 年 5 月

目　　录

第一章　总论 ·· 1

第一节　雌、孕激素及 GnRH 制剂概述 ·················· 1

一、雌激素制剂 ·· 1

二、孕激素制剂 ·· 2

三、GnRH 制剂 ·· 3

第二节　雌、孕激素及 GnRH 制剂的临床应用 ·········· 4

一、雌激素制剂的临床应用 ·································· 4

二、孕激素制剂的临床应用 ·································· 5

三、GnRH 制剂的临床应用 ·································· 5

第三节　雌、孕激素及 GnRH 制剂应用的安全性 ········ 6

第四节　雌、孕激素及 GnRH 制剂药学监护的基本原则 ·· 8

一、严格掌握雌、孕激素及 GnRH 制剂治疗的适应证 ····· 8

二、雌、孕激素及 GnRH 制剂及其选择 ·················· 9

三、加强雌、孕激素及 GnRH 制剂的不良反应监测 ······· 15

第二章　雌、孕激素及 GnRH 药物的药学特点 ········ 17

第一节　雌激素药物的药学特点 ························· 17

一、雌激素药物的结构和作用特点 ························· 17

二、雌激素药物的药动学 ···································· 21

三、雌激素药物的代谢与药物基因组学特点 ············· 23

四、常用剂型 ·· 24

五、药物相互作用 ··· 25

六、主要不良反应 ··· 27

第二节　孕激素药物的药学特点 ························· 29

一、孕激素药物的结构和作用特点 ························· 29

二、孕激素药物的药动学 ……………………………………………… 32

三、常用剂型 …………………………………………………………… 35

四、药物相互作用 ……………………………………………………… 37

五、主要不良反应 ……………………………………………………… 37

第三节　雌、孕激素复合制剂的药学特点 ……………………………… 39

一、雌、孕激素复合制剂的结构和作用特点 ………………………… 39

二、雌、孕激素复合制剂的药动学 …………………………………… 42

三、常用剂型 …………………………………………………………… 44

四、药物相互作用 ……………………………………………………… 46

五、主要不良反应 ……………………………………………………… 46

第四节　常用 GnRH 药物的药学特点 ………………………………… 47

一、GnRH 药物的结构和作用特点 …………………………………… 47

二、GnRH 药物的药动学 ……………………………………………… 48

三、常用剂型 …………………………………………………………… 49

四、药物相互作用 ……………………………………………………… 50

五、主要不良反应 ……………………………………………………… 50

第五节　其他性激素药物的药学特点 …………………………………… 51

一、构效关系 …………………………………………………………… 51

二、体内作用机制 ……………………………………………………… 52

三、作用特点 …………………………………………………………… 52

四、药动学 ……………………………………………………………… 53

五、常用剂型 …………………………………………………………… 53

六、药物相互作用 ……………………………………………………… 54

七、主要不良反应 ……………………………………………………… 54

第三章　雌、孕激素及 GnRH 制剂的药学监护 ……………………… 57

第一节　雌激素制剂临床应用的药学监护 ……………………………… 57

一、雌激素制剂临床应用的药学监护要点 …………………………… 57

二、特殊生理、病理人群的药学监护要点 …………………………… 59

第二节　孕激素制剂临床应用的药学监护 ……………………………… 60

一、治疗前评估 ………………………………………………………… 61

二、治疗中监护 ………………………………………………… 65

三、治疗后监护 ………………………………………………… 66

四、监测与随访 ………………………………………………… 66

五、患者教育 …………………………………………………… 67

第三节　雌、孕激素复合制剂临床应用的药学监护 ………… 67

一、治疗前评估 ………………………………………………… 68

二、治疗中监护 ………………………………………………… 72

三、治疗后监护 ………………………………………………… 74

四、监测与随访 ………………………………………………… 74

五、患者教育 …………………………………………………… 75

第四节　GnRH 制剂临床应用的药学监护 …………………… 76

一、治疗前评估 ………………………………………………… 76

二、治疗中监护 ………………………………………………… 77

三、治疗后监护 ………………………………………………… 77

四、监测与随访 ………………………………………………… 78

五、患者教育 …………………………………………………… 78

第五节　其他性激素制剂临床应用的药学监护 ……………… 82

一、治疗前评估 ………………………………………………… 82

二、治疗中监护 ………………………………………………… 83

三、治疗后监护 ………………………………………………… 84

四、监测与随访 ………………………………………………… 84

五、患者教育 …………………………………………………… 84

第四章　常见疾病雌、孕激素制剂临床应用的药学监护 …… 87

第一节　多囊卵巢综合征 ……………………………………… 87

一、定义 ………………………………………………………… 87

二、药学监护相关症状、体征与检查指标 …………………… 87

三、药物治疗方案和药物选择 ………………………………… 88

四、监护要点 …………………………………………………… 90

第二节　围绝经期综合征 ……………………………………… 92

一、相关概念 …………………………………………………… 92

二、药学监护相关症状、体征与检查指标 …………………… 93

三、药物治疗方案和药物选择 ………………………………… 95

四、监护要点 …………………………………………………… 98

第三节　异常子宫出血 …………………………………… 102

一、定义及分型 ………………………………………………… 102

二、药学监护相关症状、体征与检查指标 …………………… 103

三、药物治疗方案和药物选择 ………………………………… 105

四、监护要点 …………………………………………………… 109

五、循证资料 …………………………………………………… 112

第四节　闭经 ……………………………………………… 112

一、定义及分型 ………………………………………………… 112

二、药学监护相关症状、体征与检查指标 …………………… 113

三、药物治疗方案和药物选择 ………………………………… 115

四、监护要点 …………………………………………………… 119

五、循证资料 …………………………………………………… 126

第五章　常见疾病 GnRH 制剂临床应用的药学监护 …… 129

第一节　子宫内膜异位症 ………………………………… 129

一、定义 ………………………………………………………… 129

二、药学监护相关症状、体征与检查指标 …………………… 129

三、药物治疗方案和药物选择 ………………………………… 130

四、监护要点 …………………………………………………… 131

五、循证资料 …………………………………………………… 135

第二节　绝经前期及围绝经期妇女的乳腺癌 …………… 136

一、定义 ………………………………………………………… 136

二、药学监护相关症状、体征与检查指标 …………………… 138

三、药物治疗方案和药物选择 ………………………………… 140

四、监护要点 …………………………………………………… 143

第三节　子宫肌瘤 ………………………………………… 146

一、定义 ………………………………………………………… 146

二、药学监护相关症状、体征与检查指标 …………………… 146

三、药物治疗方案和药物选择 ………………………………… 147

四、监护要点 ……………………………………………………… 147

第四节　女性性早熟 ……………………………………………… 149

一、定义及分型 …………………………………………………… 149

二、药学监护相关症状、体征与检查指标 …………………… 149

三、药物治疗方案和药物选择 ………………………………… 150

四、监护要点 ……………………………………………………… 151

第六章　其他情况雌、孕激素及 GnRH 制剂临床应用的药学监护 …… 156

第一节　促排卵治疗 ……………………………………………… 156

一、促排卵的临床应用 ………………………………………… 156

二、用于促排卵治疗的现状 …………………………………… 157

三、促排卵激素替代及 GnRH 降调给药方案 ……………… 157

四、促排卵的常见给药方案 …………………………………… 158

五、监护要点 ……………………………………………………… 160

第二节　取卵术后黄体支持 …………………………………… 162

一、黄体支持的临床应用 ……………………………………… 162

二、取卵术后黄体支持使用孕激素的时机 ………………… 163

三、取卵术后黄体支持使用孕激素的剂型选择 …………… 163

四、给药方案 ……………………………………………………… 165

五、监护要点 ……………………………………………………… 165

第三节　体外受精胚胎移植术 ………………………………… 167

一、体外受精胚胎移植术的临床应用 ………………………… 167

二、体外受精胚胎移植术使用雌、孕激素的时机 ………… 168

三、药物治疗方案和药物选择 ………………………………… 171

四、监护要点 ……………………………………………………… 172

五、循证资料 ……………………………………………………… 177

第一章　总　论

第一节　雌、孕激素及 GnRH 制剂概述

雌、孕激素及 GnRH 制剂在妇科疾病治疗中发挥着重要作用，临床广泛用于改善妇科内分泌、缓解更年期症状、维持骨密度、药物避孕以及辅助生殖和围生医学等领域。

一、雌激素制剂

目前临床常用的雌激素制剂主要分为天然雌激素和人工合成雌激素及其衍生物两大类。

1. 天然雌激素　包括雌二醇（estradiol，E_2）、雌酮（estrone，E_1）、雌三醇（estriol，E_3）。天然雌激素主要是由卵巢和胎盘产生的，男性睾丸也会分泌少量雌激素。卵巢分泌的雌激素主要成分为 E_2，而 E_1 和 E_3 为雌激素的体内代谢物。这些天然雌激素的活性较低，其中 E_2 的活性最强；E_1 其次，为 E_2 的 30%~50%；E_3 的活性最弱，仅为 E_2 的 10%。

雌二醇主要用于治疗卵巢功能不全或卵巢激素不足引起的各种症状，如原发性闭经、围绝经期综合征以及前列腺癌等。E_2 可通过胃肠道和皮肤吸收，经微粒化的 E_2 口服后 4 小时左右达到血药浓度峰值，24 小时内血药浓度稳定。肠道吸收后，因肝脏首关效应，迅速被代谢，生物活性降低。目前，常采用的制剂有肌内注射剂、外用凝胶剂或贴片和片剂。

雌三醇对阴道和子宫颈管具有选择性作用，而对子宫实体及子宫内膜无影响。E_3 常用于子宫颈炎，尤其是围绝经期综合征、老年性阴道炎和外阴干燥以及由阴道上皮萎缩而引起的外阴瘙痒、干燥的治疗。阴道用 E_3 可直接进入血液循环，避免肝脏首关效应，血药浓度高。

此外，结合雌激素是从孕马尿中提取的天然结合型雌激素，其中含 50%~65% 的雌酮硫酸盐和 20%~35% 的孕烯雌酮硫酸盐，常用于排卵功能异常性子宫出血、绝经综合征。因不易被肝脏灭活，可用于口服，止血时常用肌

内注射。

2. 人工合成雌激素及其衍生物 具有高效、长效、可口服的优点。按照化学结构分为以下 3 类：

（1）以 E_2 为母体人工合成的注射用长效雌激素苯甲酸雌二醇、戊酸雌二醇、环戊丙酸雌二醇，口服强效雌激素炔雌醇、长效雌激素炔雌醚。

（2）以 E_3 为母体人工合成的长效雌激素尼尔雌醇。

（3）人工合成的非甾体雌激素己烯雌酚。

口服戊酸雌二醇可缓解更年期症状，常与孕激素进行序贯疗法。还可用于子宫内膜损伤修复，防止宫腔粘连以及稽留流产和绝经后取宫内节育器的治疗；外用对扁平疣有较好的治疗效果；同时是长效避孕药的组成成分。炔雌醇的活性为雌二醇的 7~8 倍，为口服避孕药中最为常用的雌激素。尼尔雌醇为国内自主研制，作用特点与 E_3 相同，因亲脂性增加，利于存储在脂肪组织中，作用维持时间较长，用于更年期综合征疗效显著。

长期大剂量使用雌激素制剂，可使子宫内膜过度增生，增加子宫内膜癌和乳腺癌的发生风险。但有证据表明，合并使用孕激素不会增加子宫内膜癌的发生风险，低剂量口服避孕药也不会增加乳腺癌的发生风险。因此，长期大剂量使用雌激素时应权衡风险受益比。

二、孕激素制剂

目前临床常用的孕激素制剂主要分为天然孕激素和人工合成孕激素及其衍生物两大类。

1. 天然孕激素 黄体酮（progesterone，又称孕酮）主要由黄体分泌，妊娠 3 个月后逐渐由胎盘分泌。黄体酮常用于习惯性流产、止血、调经等。口服 1~3 小时血药浓度达峰，在肝脏迅速被代谢而失活；舌下或阴道、直肠给药方式直接进入血液循环，可避免肝脏首关效应。

2. 人工合成孕激素及其衍生物 口服有效且作用时间较长。按照化学结构分为以下 4 类：

（1）17α- 羟孕酮类：为黄体酮衍生物，如长效孕激素甲羟孕酮、甲地孕酮、环丙孕酮等。

（2）19- 去甲睾酮类：为妊娠素衍生物，如口服孕激素炔诺酮、炔诺孕酮、炔孕酮等。

（3）19- 去甲黄体酮类：包括普美孕酮、诺美孕酮、地美孕酮等。

（4）螺内酯衍生物：如屈螺酮。

甲羟孕酮无雌激素样作用，其皮下注射的孕激素活性为黄体酮的20~30倍，作用长效，常用于痛经、先兆流产或习惯性流产、子宫内膜增生、子宫内膜异位症等。于月经来潮后的2~7天肌内注射甲羟孕酮150mg，每3个月1次，可起到长效避孕效果。炔孕酮口服的孕激素活性为黄体酮的15倍左右，临床用于预防先兆流产和习惯性流产、功能性子宫出血的治疗等。普美孕酮的孕激素活性为黄体酮的100倍，口服吸收迅速，临床用于黄体功能不足引起的疾病，如月经紊乱、子宫内膜异位症等。屈螺酮多用于治疗多囊卵巢综合征（PCOS）。

孕激素制剂在妇科内分泌治疗及避孕、辅助生殖、围生医学领域以及妇科肿瘤领域的应用非常广泛。孕激素制剂种类繁多，生物学活性不完全相同，因此临床应用时应"因地制宜"，个体化治疗，选择适宜的制剂。

三、GnRH 制 剂

促性腺激素释放激素（gonadotropin-releasing hormone，GnRH）最先由Shally和Guillenmin于1971年从猪下丘脑分离出，因意义重大，获得诺贝尔奖。至今已从各种脊椎动物中鉴别出20余种GnRH，其是一种由9种不同氨基酸残基组成的十肽。目前常用的是人工合成的高活性的GnRH类似物（GnRH-A），如促性腺激素释放激素激动剂（gonadotropin-releasing hormone agonist，GnRH-a）、促性腺激素释放激素拮抗剂（gonadotropin-releasing hormone antagonist，GnRH-ant）。

GnRH-a分为长效类和短效类。长效GnRH-a有戈舍瑞林、亮丙瑞林、曲普瑞林等。短效GnRH-a有布舍瑞林、那法瑞林、阿拉瑞林等。

GnRH-a最初用于子宫内膜异位症的治疗，改善率为85%~90%，妊娠率为40%~60%。但其有较明显的副作用，主要是低雌激素血症引起的绝经期症状和骨密度丢失。早在1984年，首次报道GnRH-a联合促性腺激素（gonadotropin，Gn）在体外受精胚胎移植术（IVF-ET）中促排卵获得较好的结果。我国大多数生殖中心在IVF-ET中控制性超促排卵（COH）多采用降调节长方案。近年来文献报道，GnRH-a还可抑制子宫肌瘤生长。

随着GnRH-ant如ganirelix和cetrorelix等在美国上市，越来越多的研究成果相继被报道，GnRH-ant也作为COH药物被广泛应用。有文献报道，GnRH-ant在卵巢正常反应人群中的治疗疗效与GnRH-a相似，但相对安全、便利。

而对卵巢不良反应患者，GnRH-ant 可能比 GnRH-a 长方案更有利。因目前争议较多，GnRH-ant 的使用情况仍低于 GnRH-a，需要后续更多的研究为临床诊疗方案提供依据。

第二节 雌、孕激素及 GnRH 制剂的临床应用

雌激素、孕激素和 GnRH 是人体自身分泌的激素，在人体第二性征和性器官的发育中起重要作用。这些激素的缺乏或紊乱可以导致多种妇科内分泌疾病甚至恶性肿瘤的发生，因而雌、孕激素及 GnRH 制剂在很多妇科疾病中被推荐使用。本文就这些药物的临床应用分述如下。

一、雌激素制剂的临床应用

1. 围绝经期综合征 可应用雌激素类进行替代治疗。北美绝经协会（North American Menopause Society，NAMS）提出阴道局部应用雌激素对治疗绝经后阴道萎缩有一定作用。

2. 卵巢功能不全及闭经 用雌激素替代治疗，可促进第二性征的发育。研究结果显示，低雌激素性闭经患者口服戊酸雌二醇进行周期序贯治疗，能使血中的雌二醇浓度提高到生育年龄妇女卵泡中、晚期水平，并能有效作用于靶器官。

3. 调整月经周期 雌激素可促进子宫内膜增生、修复出血创面而止血，也可适当配伍孕激素，以调整月经周期。年轻女性引起月经周期不规则的原因多数与下丘脑 - 垂体 - 卵巢轴功能失调有关，结合雌激素可补充体内的雌激素，还可影响血液中的促性腺激素水平，调节下丘脑 - 垂体 - 卵巢轴功能。

4. 萎缩性阴道炎 萎缩性阴道炎为临床常见疾病，患者多为中老年妇女，其主要是由于雌激素缺乏、阴道局部环境改变、抵抗力下降促使病菌大量繁殖所诱发的炎性疾病。患者多伴有外阴瘙痒、白带异常等症状，且容易复发，根治难度大，对患者健康及生活质量的影响极大。临床上通常将调节阴道内微生态平衡及阴道局部免疫功能作为治疗该病的关键，而补充雌激素则为治疗该病的有效方式。

5. 骨质疏松症 雌激素替代疗法治疗绝经妇女骨质疏松症（POP）具有很好的疗效。

二、孕激素制剂的临床应用

1. 异常子宫出血　黄体功能不足所致的子宫内膜不规则成熟与脱落而引起子宫出血时，应用孕激素类可使子宫内膜协调一致地转为分泌期，故可维持正常的月经。研究表示，对于无排卵性异常子宫出血，仅应用最低剂量的孕激素进行治疗即可。

2. 痛经和子宫内膜异位症　孕激素可抑制排卵并减轻子宫痉挛性收缩从而止痛，也可使异位的子宫内膜退化。与雌激素制剂合用，疗效更好。研究表明，局部注射孕激素可以用于治疗腹壁切口子宫内膜异位症。

3. 先兆流产与习惯性流产　研究显示，地屈孕酮可有效治疗先兆流产，且服用方便、副作用小、无致畸作用，可广泛应用于临床。

4. 子宫内膜腺癌、前列腺肥大或前列腺癌。

三、GnRH 制剂的临床应用

1. 女性中枢性性早熟　研究证明，GnRH-a 治疗中枢性性早熟（central precocious puberty，CPP），可有效改善终身高，经随访无不良反应。

2. 子宫内膜异位症　GnRH-a 是治疗子宫内膜异位症的二线药物，GnRH-a 持续用药可抑制雌二醇分泌，从而抑制异位的子宫内膜组织增殖；可用于巧克力囊肿或子宫腺肌病术后复发的预防；也可以用于子宫腺肌病的保守治疗，GnRH-a 可使腺肌瘤缩小。

3. 性激素依赖性妇科疾病　目前 GnRH-a 在妇科临床主要用于治疗性激素依赖性疾病，如子宫肌瘤、子宫内膜癌、子宫内膜增生过度等。目前妇科临床应用 GnRH-a 的方案包括药物内分泌治疗及作为手术前后的辅助治疗。GnRH-a 能可逆性地关闭垂体发射信号的通路，迅速抑制性激素水平及改善自觉症状，还可缩短治疗时间、抑制复发。

4. 用于辅助生殖技术　辅助生殖技术（assisted reproductive technology，ART）广泛用于治疗各种不孕症。控制性卵巢刺激（COS）是其重要环节之一，GnRH-a 和 GnRH-ant 是 COS 中最常用的药物之一。1984 年 Porter 和 Craft 首先将 GnRH-a 作为促排卵药物，有效地抑制早发黄体生成素（luteinizing hormone，LH）高峰，降低周期取消率，保证临床妊娠率。

综上所述，雌、孕激素及 GnRH 制剂在妇科的应用非常广泛，涉及妇科内分泌治疗、避孕、辅助生殖、围生医学甚至妇科肿瘤领域。临床上可以根据需求选择特定的药物。

第三节　雌、孕激素及 GnRH 制剂应用的安全性

目前,雌激素的作用已为人们普遍接受,孕激素的作用也日益受到重视。自从 Meldrum 等于 1982 年首次报道促性腺激素释放激素激动剂治疗子宫内膜异位症以来,促性腺激素释放激素激动剂的应用更加广泛,目前主要用于性早熟和试管婴儿的降调节。20 世纪 80 年代,雌激素的应用达到高峰,西方国家绝经后的妇女 50%~80% 都在使用雌激素,它极大地改善了绝经期前后妇女的生活质量,特别对防治更年期综合征和骨质疏松症显示出显著的疗效。但后来发现使用雌激素会引起子宫内膜增生,使得子宫内膜癌的发生风险增加,于是人们又开始不同程度地拒绝雌激素。到 20 世纪 90 年代,激素替代疗法(hormone replacement therapy,HRT)药物被认为可以降低围绝经期妇女心脏疾病的发生风险,故在欧美妇女中又掀起用激素替代治疗药物的热潮。2005 年 11 月,美国食品药品管理局(FDA)根据女性健康倡议(WHI)研究结果发布第 4 版《用于治疗血管舒缩症状以及外阴和阴道萎缩症状的非避孕用途雌激素制剂——推荐的医师处方信息以及患者说明书行业指南》,该指南对所有激素替代治疗药物说明书内容的指导和建议增加警告:无论是否与孕激素合用,雌二醇均不得用于预防心血管疾病或痴呆症。2010 年美国内分泌协会和 2011 年国际绝经协会均修订绝经后激素替代治疗相应的指南,提出激素替代治疗潜力“时间窗”的概念,进一步明确合理进行激素替代治疗的意义与风险。近年来,医学界正积极建议政府相关部门及行业的专门组织重新评估、修订和完善各种临床路径与行业指南,旨在推进雌、孕激素及 GnRH 制剂的安全应用。

在应用雌、孕激素及 GnRH 制剂进行临床治疗的过程中,随着药品上市后再评价工作的开展,出现了一些纷繁复杂的情况,这类药物如何安全使用已经成为一个十分严峻的课题。因此,如何正确地使用药品,在保障安全性的前提下使之达到最佳效果,尽量避免与降低药物不良反应的发生,杜绝药源性伤害的发生成为目前我们面对的重要问题之一。

雌激素在临床上沿用已久,种类甚多。许多证据显示,雌激素经代谢转变成儿茶酚雌激素后,可导致 DNA 损伤,进而诱发基因突变和细胞癌变。长期大剂量应用除可导致恶心、呕吐、乳房胀痛、子宫内膜过度增生及子宫出血外,也可增加乳腺癌、子宫内膜癌的发生风险,增加心脑血管疾病、静脉血

栓的发生风险。同时，流行病学研究表明，女性的抑郁症患病率高于男性，雌激素的周期变化可能与抑郁症的发生有关，长期大剂量应用雌激素可增加女性患抑郁症的风险。不但雌激素如此，孕激素在使用过程中亦有其风险。因此，2017 年 10 月 27 日，世界卫生组织国际癌症研究机构公布的致癌物清单中将孕激素列在 2B 类致癌物清单中，以提醒公众给予关注。同样，促性腺激素释放激素激动剂长期使用也会引起低雌激素血症及骨质疏松症等不良反应。

为避免以上不良影响的发生，在实际应用雌、孕激素及 GnRH 制剂治疗时，要充分考虑到青春期、育龄期、围绝经期等女性各不同生理时期的特点和疾病特点，进行个体化的风险 / 受益评估，制订确实安全有效的治疗方案，以达到最小的不良反应和最大的疗效。整体来讲，应该做到以下几个方面。

第一：严格适应证，降低药品不良反应，杜绝药源性伤害。准确诊断是治疗的前提，诊断明确后应用药物要严格掌握适应证及禁忌证，同时要密切监测不良反应。例如，患有或疑有雌激素依赖性肿瘤（乳腺癌、子宫内膜癌等）、血栓性疾病、活动性肝病、肾功能损害、脑膜瘤者均不能应用雌激素。而子宫肌瘤和子宫内膜异位症患者进行雌激素替代治疗后，子宫肌瘤和子宫内膜异位症有可能加重，需密切监测不良反应。同时借鉴 FDA 的做法，可要求医师为患者开具药品时提示相关的安全事项（如提示"在服用雌激素期间，如果出现任何阴道异常出血，请立刻向医师报告"），以便于大大提升药物应用的安全性。

第二：选择适宜的剂型及给药途径。由于药物本身结构的特异性和人体各组织、器官的生理特点，选择药物适宜的剂型和采取正确的给药途径对药物的有效性及安全性十分重要。例如，黄体酮本身在肝脏内代谢，大多数口服黄体酮无效。微粒化可以部分解决这一问题，但口服微粒化黄体酮的生物利用度仍小于 5%，所以口服微粒化黄体酮时肝脏的负担很重，且经肝脏代谢产生的主要代谢产物 5α- 和 5β- 孕烷醇酮会引起明显的头晕、嗜睡等中枢神经系统症状。而口服地屈孕酮具有 28% 的良好生物利用度，不会被肝脏降解，副作用极小；同时地屈孕酮不会抑制胎盘内产生黄体酮，对胎儿没有雄激素样作用或抗雄激素作用。对于部分雌激素可选择经阴道或皮肤等给药方式，这样能有效地避免肝脏首关代谢，以减少用药量和降低不良反应发生率。

第三：雌、孕激素复合制剂的开发与应用。无论是雌激素、孕激素还是

GnRH 制剂，在应用治疗过程中都有其禁忌证和副作用，而制成雌、孕激素复合制剂则可以大大降低其副作用，如血栓、心脑血管事件、诱发肿瘤等情况。同样，序贯雌、孕激素复合制剂其药物是前半周期雌激素，后半周期雌激素加孕激素。这样的组合用于调节月经周期，防止子宫内膜增生，保护子宫内膜，并能降低子宫内膜癌的发生率。

第四：制订个体化给药方案。安全使用雌、孕激素及 GnRH 制剂的关键是准确诊断、正确掌握适应证及禁忌证、采用适宜的给药方式和精准的用药剂量。因此，个体化治疗是保证其安全性和有效性的基础，其要求医师与药师相互合作、密切配合，针对每个个体权衡利弊、评估风险，以确定安全、经济、合理、有效的个体化治疗及用药方案。

第四节 雌、孕激素及 GnRH 制剂药学监护的基本原则

合理、正确应用雌、孕激素及 GnRH 制剂是提高其疗效、减少不良反应的关键。而正确应用雌、孕激素及 GnRH 制剂主要取决于以下 2 个方面：一是临床医师对于治疗适应证的把握是否准确；二是临床药师参与下的给药方案选用和给药实际操作是否正确、合理。

一、严格掌握雌、孕激素及 GnRH 制剂治疗的适应证

雌、孕激素及 GnRH 制剂在临床上的适应证较广泛，适用于子宫发育不全、卵巢功能不全、功能性子宫出血、先兆流产或习惯性流产、促排卵、月经紊乱、痛经、经血过多或血崩、子宫内膜异位症、经前综合征、绝经期综合征、绝经后妇女泌尿生殖道萎缩和萎缩性阴道炎、乳房痛、乳腺癌、回乳及前列腺癌、前列腺肥大、女性避孕；对伴有月经过多、下腹痛、腰痛及贫血等的子宫肌瘤，可使肌瘤缩小和 / 或症状改善；还可用于鼻出血、妇科出血、手术时出血以及产后、手术或理疗时子宫颈阴道和外阴愈合迟缓；以及治疗男性性欲异常、妇女多毛症、痤疮、扁平疣、皮脂溢、青春期早熟、中枢性性早熟、小儿隐睾症及雄激素过多、垂体肿瘤；对各种性变态和异性恋者的性欲亢进具有抗性欲治疗效果。与此同时，应用雌、孕激素及 GnRH 制剂的安全性也不容忽视，如可能导致的血栓风险、对脂代谢产生的影响、血管疾病、肥胖以及肿瘤等方面的影响，因此临床应用中应严格掌握适应证及禁忌证。

二、雌、孕激素及 GnRH 制剂及其选择

1. 雌激素制剂及其选择

（1）分类：雌激素制剂可以分为天然雌激素与人工合成雌激素及其衍生物。天然雌激素有雌二醇、雌酮和雌三醇。人工合成雌激素及其衍生物主要有己烯雌酚、炔雌醇和尼尔雌醇。戊酸雌二醇虽然不是天然雌激素，但是由于它在体内代谢为雌二醇而发挥药理作用，所以习惯上将它归为天然雌激素。

雌激素可经不同途径使用，现有以下途径及制剂：①口服，以片剂为主。②非肠道途径，经皮肤有皮贴片、皮埋片、涂抹胶；经阴道有霜剂、片剂、栓剂、硅胶环及盐悬浮剂；肌内注射用有油剂等。

（2）药物选择

1）避孕：由于炔雌醇抑制下丘脑 - 垂体 - 卵巢轴的活性最强，因此所有复方短效口服避孕药中的雌激素均选用炔雌醇。由于炔雌醇对脂代谢和凝血功能有不良影响，因此有冠状动脉疾病多危险因素如老龄、吸烟、糖尿病、高血压、深静脉血栓形成或肺栓塞的患者不建议使用复方口服避孕药进行避孕。

2）治疗高雄激素血症：雌激素和孕激素联合使用可以治疗高雄激素血症。妇女体内的雄激素有 3 个来源，即卵巢、肾上腺皮质和周围组织转化。卵巢能分泌多种雄激素，如雄烯二酮、睾酮、脱氢表雄酮等。它们主要由卵泡膜细胞合成，少部分由间质细胞合成。卵巢分泌雄激素主要受 LH 调节，LH 促进卵泡膜细胞雄激素的合成。肾上腺皮质分泌雄激素受肾上腺皮质激素释放激素（ACTH）调控，促性腺激素对肾上腺皮质雄激素的分泌无调节作用。雄激素在腺外组织如脂肪、皮肤等相互转化称为周围组织转化。

雌、孕激素联合使用可以抑制下丘脑 - 垂体 - 卵巢轴，抑制 LH 的分泌，因此可以抑制卵巢雄激素的合成。体内的睾酮主要与性激素结核球蛋白（SHBC）结合，少部分未与 SHBC 结合的睾酮被称为游离睾酮。游离睾酮发挥生物学效应，与 SHBC 结合的睾酮不能发挥生物学效应。雌激素可以通过刺激肝脏 SHBC 的合成来降低体内的游离睾酮水平。

在目前所使用的雌激素中，炔雌醇抑制下丘脑 - 垂体 - 卵巢轴和刺激肝脏合成 SHBC 的活性最强，因此在治疗高雄激素血症时首选炔雌醇。用法：从月经周期的第 3~5 天开始每天服用复方口服避孕药 1 片，每个周期服用 21~22 天，连续使用 3~6 个周期。

3）治疗异常子宫出血：雌激素可用于功能失调性子宫出血的止血治疗。

雌激素止血的机制是使子宫内膜继续增殖,覆盖子宫内膜脱落后的创面,起到修复作用。子宫内膜越厚,需要的雌激素量越大,止血效果越差,因此雌激素止血适用于子宫内膜较薄的患者。

功能失调性子宫出血止血时需要的雌激素量往往较大,使用炔雌醇或己烯雌酚会造成严重的胃肠道反应,患者可能无法耐受。大剂量的戊酸雌二醇和妊马雌酮基本不引起不良反应,因此在功能失调性子宫出血止血时多选择戊酸雌二醇和妊马雌酮。

戊酸雌二醇使用方法:口服,2~6mg/次,每6~8小时1次。血止3天后开始减量,每3天减1次,每次减量不超过原剂量的1/3。维持剂量为2mg/d。止血后维持治疗20天左右,在停药前5~10天加用孕激素。

妊马雌酮使用方法:口服,1.25~2.50mg/次,每6~8小时1次。止血后减量,维持剂量为0.625~1.250mg/d。具体用法同戊酸雌二醇。

4)治疗先天性性腺发育不全和低促性腺激素性性腺功能低下:先天性性腺发育不全和低促性腺激素性性腺功能低下常表现为原发闭经和性幼稚。此时,雌激素治疗的目的是促进并维持第二性征的发育,建立规律的月经周期,避免骨质丢失。一般要维持治疗20~30年,为减少副作用,建议使用天然雌激素如戊酸雌二醇和妊马雌酮。

雌激素可刺激乳房和生殖器官的发育,因此能改善疾病给患者带来的不良心理影响。先天性性腺发育不全和低促性腺激素性性腺功能低下患者在开始治疗时往往骨骺还未愈合。雌激素对体格发育的影响体现在2个方面:一方面雌激素可以促进生长激素的释放,能促进生长;另一方面雌激素促进骨骺愈合,缩短体格生长年限。如果患者希望增加身高,可在开始的2~3年采用小剂量的雌激素,这样可以避免骨骺过早愈合,以后再逐步加大雌激素的剂量。单用雌激素会导致子宫内膜增生症,增加子宫内膜癌的发病风险,加用孕激素可消除该风险。第1次加用孕激素往往在使用雌激素6~12个月以后或第1次有阴道出血(未使用孕激素)后。以后定期加用孕激素,每个周期孕激素使用的天数为10~14天。

5)调整月经周期:月经周期紊乱者往往需要雌、孕激素调整周期。在选择雌激素时尽量选用天然雌激素戊酸雌二醇、17β-雌二醇和妊马雌酮等。如戊酸雌二醇1~2mg/d或妊马雌酮0.625mg/d,连续服用21~28天,周期的最后10~14天加用孕激素,如甲羟孕酮6~10mg/d,撤退性出血的第5天重复给药。如选用炔雌醇和己烯雌酚,则剂量分别为0.025mg/d和0.5mg/d。

6）围绝经期及绝经后激素治疗：原则上围绝经期及绝经后激素治疗应选择天然雌激素，不用炔雌醇和己烯雌酚。

①雌、孕激素序贯法：月经周期第 5 天起，戊酸雌二醇或 17β- 雌二醇 0.5~1.0mg/d，连续服用 21~28 天；有子宫的患者，周期的后 12~14 天需加用孕激素，如甲羟孕酮 6~10mg/d。

②雌、孕激素连续联合法：戊酸雌二醇或 17β- 雌二醇 0.5~1.0mg/d 加孕激素（如甲羟孕酮 2~4mg/d），连续服用。

目前认为非肠道途径的雌激素更安全，因此可选择雌二醇贴片或凝胶剂。用法：贴片，每次于脐下贴 1 张，每周 1 次；凝胶剂，外涂于双臂、前臂和肩部，每天 2.5g，早、晚各 1 次。有子宫的妇女需要周期性加用孕激素。

2. 孕激素制剂及其选择

（1）分类：根据化学结构可以将临床上使用的孕激素分为天然孕激素和人工合成孕激素及其衍生物 2 类。天然孕激素只有 1 种，即黄体酮。由于黄体酮口服吸收差，所以临床上使用的黄体酮为油剂或微粒化口服剂型。人工合成孕激素及其衍生物有多种，包括地屈孕酮、炔诺酮、左炔诺孕酮、醋酸甲羟孕酮等。

（2）药物选择

1）避孕：孕激素是避孕药的主要成分，目前使用的避孕药或者是以孕激素为主的雌、孕激素复合制剂，或者是单一的孕激素制剂。复方制剂多为短效口服避孕药，如复方炔诺酮片、复方甲地孕酮片、复方去氧孕烯片、复方孕二烯酮片、炔雌醇环丙孕酮片和复方屈螺酮片等。单一制剂有醋酸甲羟孕酮长效避孕针、左炔诺孕酮埋植剂和左炔诺孕酮宫内节育器等。在选择避孕方法时，应根据女性的具体情况进行选择。

2）保胎治疗：目前在国内存在一种倾向，即只要考虑是先兆流产就给予孕激素治疗。事实上在孕早期的流产中约 60% 与染色体异常有关，只有不足 10% 的流产是由黄体功能不足引起的。孕激素保胎治疗的适应证是黄体功能不足，对非黄体功能不足引起的流产，孕激素治疗往往无效。

在保胎治疗时应选择黄体酮或地屈孕酮。黄体酮的用法：每天肌内注射黄体酮注射剂 20~40mg；或者黄体酮阴道栓剂每次 200mg，每天 2 次。地屈孕酮的用法：起始剂量为每次口服 40mg，随后每 8 小时口服 10mg。妊娠 8~10 周以后胎盘代替妊娠黄体分泌孕激素，此时就不需要孕激素保胎了。

对于其他孕激素来讲，一般不主张用于保胎治疗。但临床上也经常遇到一些女性在怀孕早期误服黄体酮以外的其他孕激素制剂,随访发现这些胎儿发育正常。目前认为,临床上使用的孕激素没有明显的致畸作用,因此FDA也未将它们列为致畸剂。

3)调整月经:对月经失调者可联合使用雌、孕激素或单用孕激素治疗,此时多选择副作用小、价格低廉、使用方便的口服剂型,如醋酸甲羟孕酮和黄体酮等。用法:醋酸甲羟孕酮10~12mg/d,连用10~14天。

4)围绝经期或绝经后激素治疗:围绝经期或绝经后激素治疗时使用孕激素的目的是保护子宫内膜,如果患者无子宫,则不需要孕激素。

以前用于激素治疗的孕激素多是副作用小、口服吸收好的黄体酮衍生物,如醋酸甲羟孕酮和醋酸环丙孕酮等。目前认为天然孕酮和一些有特殊益处(除孕激素对子宫内膜最常见的作用外)的孕激素可能是较好的选择。

5)治疗异常子宫出血:孕激素可用于功能失调性子宫出血的止血治疗。孕激素的止血机制是转化内膜,其次是抗雌激素。与雌激素止血相反,孕激素止血适用于子宫内膜较厚的患者。大出血时,首选醋酸炔诺酮,其次是醋酸甲羟孕酮和醋酸甲地孕酮,一般不选用黄体酮和地屈孕酮。方法:

①醋酸炔诺酮:每次服5mg,每6~12小时1次(大出血每6~8小时1次,中量出血每12小时1次)。阴道出血多在半天内减少,3天内血止。血止3天后开始减量,每3天减1次,每次减量不超过原剂量的1/3。维持剂量为5mg/d,血止20天左右停药。

②醋酸甲羟孕酮:每次口服10~12mg,每6~12小时1次,血止后逐渐减量,递减原则同醋酸炔诺酮,维持剂量为10~12mg/d。与醋酸炔诺酮相比,醋酸甲羟孕酮的止血效果差,但对肝功能的影响也小。

在大出血时,目前更倾向于使用以孕激素为主的雌、孕激素复方口服避孕药。用法:大出血时每次服复方口服避孕药1~2片,每8小时1次。血止2~3天后开始减量,每2~3天减1次,每次减量不超过原剂量的1/3。维持剂量为每天1~2片。

少量出血时可以选择醋酸炔诺酮、醋酸甲地孕酮、醋酸甲羟孕酮、黄体酮或地屈孕酮。治疗的目的是使增殖期子宫内膜发生分泌反应后,子宫内膜完全脱落。通常用药后阴道出血减少或停止,停药后产生撤退性阴道出血,7~10天后出血自行停止。该法称为"药物性刮宫"。方法:黄体酮10mg/d,连用5天;或醋酸甲羟孕酮10~12mg/d,连用7~10天;或醋酸甲地孕酮5mg/d,连用7~10天。

6）治疗高雄激素血症：由于复方口服避孕药可以抑制垂体促性腺激素的分泌，尤其是 LH 的分泌，因此它能抑制卵巢雄激素的合成。另外，复方口服避孕药还可使血 SHBC 水平升高，从而使游离雄激素减少，雄激素的生物利用度降低。

由于醋酸环丙孕酮具有抗雄激素活性，因此在所有的复方口服避孕药中炔雌醇环丙孕酮片的抗雄激素效果最好。用法：从月经周期或撤退性出血的第 3~5 天开始服用，每天 1 片，如停药 14 天月经仍未来潮，应排除妊娠可能。连续使用 3~6 个周期后，多数患者的血雄激素水平会显著降低。在高雄激素得到纠正后，根据患者的情况，改用其他治疗。

7）治疗子宫内膜增生症：根据患者的年龄、有无生育要求及子宫内膜增生的类型选择治疗方案。育龄妇女往往选择药物保守治疗；围绝经期妇女可选择药物保守治疗，也可选择手术治疗。简单性增生可不予治疗，也可定期补充孕激素；复杂性增生和简单性不典型增生可选择定期补充孕激素疗法或孕激素连续治疗；复杂性不典型增生则选择大剂量孕激素连续治疗方案。

①子宫内膜简单性增生：属可逆性病变，恶变率低，内膜易转化，临床上一般选用孕激素后半周期治疗。如月经后半周期口服醋酸甲羟孕酮，每天 10mg，每个周期服 10~14 天，连服 3~6 个周期。一般停药后不需要再次刮宫，但要随访月经情况。

②子宫内膜复杂性增生：也是可逆性病变，恶变率不高，可采用定期补充孕激素治疗或孕激素全周期治疗。定期补充孕激素疗法同子宫内膜简单性增生一样。孕激素连续治疗：如每月口服醋酸甲羟孕酮 22 天，每天 10mg，连服 3~6 个周期。停药后再次行诊刮术，如果子宫内膜正常，则定期随访月经。

复方口服避孕药也常用来作为孕激素连续治疗，其疗效与单用孕激素相似。目前，国内医师在治疗子宫内膜复杂性增生时多选择孕激素连续疗法。

③子宫内膜简单性不典型增生：其治疗与子宫内膜复杂性增生相似，可采用定期补充孕激素治疗或孕激素全周期治疗，但是治疗简单性增生时所选择的剂量往往偏大。如月经后半周期口服醋酸甲羟孕酮，每天 20mg，每周期服 14 天，连服 6 个周期；或者每天口服醋酸甲羟孕酮 20mg，连服 6 个月。至少每 6 个月刮宫 1 次。

④子宫内膜复杂性不典型增生：保守治疗选择大剂量孕激素连续疗法。如每天口服醋酸甲羟孕酮 20~40mg，连服 6 个月。至少每 6 个月刮宫 1 次。大剂量孕激素的副作用很大，如体重增加明显。

另外,由于子宫内膜复杂性不典型增生的药物治疗成功率低,以及常常合并子宫内膜癌,因此临床上多建议患者切除子宫。

3. GnRH 制剂及其选择

（1）分类:GnRH 类似物（GnRH-A）是由天然 GnRH 置换或去除第 6、第 10 位氨基酸后生成的,其生物学特性为天然 GnRH 的 50~100 倍。GnRH-A 分为 2 类:GnRH 激动剂（GnRH-a）及 GnRH 拮抗剂（GnRH-ant）。

（2）药物选择

1）GnRH-A 在妇科恶性肿瘤中的应用:研究发现,临床Ⅲ～Ⅳ期的卵巢癌患者术后联合应用 GnRH 类似物和细胞毒性化疗药物,能显著降低患者的血卵泡刺激素（follicle-stimulating hormone, FSH）和 LH 水平,并使患者的 5 年生存率及临床缓解期均明显优于单纯使用化疗药物的患者;Asbury 等对 40 例复发性进展期子宫内膜癌患者每月使用戈舍瑞林 3.6mg,经过治疗后 2 例完全缓解,3 例部分缓解,总有效率达 11%。

2）GnRH-A 在良性妇科疾病中的应用:子宫肌瘤是雌激素敏感性肿瘤,多见于育龄妇女。子宫肌瘤的药物治疗目的是暂时缓解症状和缩小肿瘤体积。GnRH-A 治疗 1~3 周后,出现垂体脱敏和降调作用,诱发低促性腺功能状态从而出现低雌激素水平,减少盆腔及子宫的血液供应。多项研究表明,在子宫肌瘤剔除和子宫切除前 3~4 个月使用 GnRH-A 可显著减小肌瘤和子宫的体积,并可减少术中出血。子宫黏膜下肌瘤术前用 GnRH-A 治疗可为宫腔镜治疗提供有利条件,即肌瘤缩小、子宫内膜萎缩、出血减少,但停药后易复发。GnRH-A 停止治疗 4~10 周后月经恢复,子宫和肌瘤的体积在 3~4 个月后也恢复到治疗前的水平。子宫肌瘤的快速恢复表明肌瘤缩小不是细胞毒性作用,故提倡在术前用药或围手术期用药。

子宫内膜异位症常有痛经、腰骶部疼痛不适等,病灶累及卵巢,引起周围组织粘连,影响输卵管蠕动与拾卵功能,干扰正常的受孕功能,引起不育。目前由于腹腔镜技术的发展使子宫内膜异位症得到准确诊断并应用药物保守治疗。常用药物为达那唑、孕激素、避孕药及 GnRH-A 等,最好的药物当选 GnRH-A,长效 GnRH-A 通过引起假绝经治疗子宫内膜异位症,亮丙瑞林缓释剂每月肌内注射 1 次,戈舍瑞林每月皮下注射 1 次。治疗 2~4 周后,雌激素水平可降至卵巢切除术后的水平。主要副作用为低雌激素引起的绝经期综合征及骨质疏松症,可以通过反向添加小剂量雌激素予以解决。GnRH-A 治疗通常限制在 6 个月以内,以免引起明显的骨质丢失。子宫腺肌病应用 GnRH-A

可以缩小子宫体积,改善症状,对要求保留生育功能的患者无疑是福音。GnRH-A 治疗保留子宫的正常形态,用药后子宫腺肌病病灶吸收、子宫变软、局部循环改善,从而消除病灶的刺激性,使子宫和内膜有利于妊娠;同时用药后有利于腹腔镜分离粘连的输卵管,也是促进生育的环节之一。用药物控制的腺肌瘤是否会在妊娠后增大而影响预后,还需要更多的临床资料证实。

3)GnRH-A 在辅助生殖技术(ART)中的应用:GnRH-A 疗法作为辅助排卵的方法,具有多种重要作用。GnRH-A 通过对垂体 GnRH 受体的脱敏和降调节作用,使正常促性腺激素性无排卵状态转为低促性腺激素性性腺功能低下状态。抑制过早出现的 LH 峰和卵巢内局部高雄激素血症对卵泡发育的不良影响,改善卵巢对促排卵治疗的反应性。在 PCOS 患者采用 GnRH-A+Gn 联合疗法可降低卵巢过度刺激综合征(OHSS)的发生。

4)GnRH-A 在化疗中保护卵巢功能的应用:GnRH-A 可通过调节卵巢滤泡的抗米勒管激素和肿瘤干细胞因子表达,对卵巢起到保护作用。小剂量 GnRH-A 能兴奋垂体合成和分泌 LH 和 FSH;大剂量可消耗卵巢受体本身而起降调作用,人为制造青春期状态。在注射 GnRH-A 12 小时后发生激发效应,持续 4~5 天后垂体对其刺激不再起反应,即呈现去敏感引起相反作用。GnRH-A 作用于卵泡的时间早于烷化剂,可干扰卵泡生成,阻止其进入化疗的敏感期,可能起到保护卵巢的作用。

5)GnRH-A 治疗特发性性早熟:性早熟通常指 8 岁以前第二性征发育,GnRH 类似物的应用使特发性性早熟的治疗方式发生明显的变化。应用 GnRH 类似物治疗的早期会出现一过性或短暂的激发效应,促进促性腺激素的释放,随后出现垂体脱敏和降调作用,促使促性腺激素明显降低、性激素合成减少和生物效应下降,治疗 1 年后性发育征象消退,最终使身高获得不同程度的增加。GnRH-A 治疗的疗程因患儿的病情、病程及开始治疗的时间、年龄而定,一般主张连续治疗数月至数年,直至接近正常青春期发育年龄。常用的给药途径为皮下注射或肌内注射,每日 1 次,有的可用鼻吸剂给药。有文献报道治疗期间生长速度减慢,需要辅助生长激素。

三、加强雌、孕激素及 GnRH 制剂的不良反应监测

1. 加强一般不良反应的监测　常规用量用药初期的常见不良反应包括恶心、呕吐、畏食等胃肠道反应,头痛、嗜睡、水肿、抑郁、贫血、发热、体重增加、乳房胀痛、白带增多、下腹胀、阴道灼热、闭经、点滴出血、皮脂溢、口腔奇

腥味道、心悸、胸闷、心率增快、尿频、尿潴留、血尿、排尿障碍、腰肩和四肢疼痛、步行困难、心电图异常、甘油三酯升高、注射部位皮疹；偶可致血压升高或低血压，可能出现血 GOT 和 / 或 GPT 轻度升高等。随着时间延长，反应可自行消失，一般不需处理。

2. 关注大剂量或长期使用后带来的不良反应　子宫内膜增生过度导致子宫出血与子宫肥大、子宫内膜萎缩、子宫不规则出血、静脉和动脉血栓形成、胆汁淤积性黄疸、肝功能异常并发生阴道真菌感染、腹部或盆腔剧烈疼痛、卵巢过度刺激综合征、卵巢增大、卵巢囊肿破裂、多胎妊娠及流产，个别可有腹水、胸膜渗出、动脉血栓栓塞等。反应严重可能危及生命，应密切关注严重不良反应的发生，结合患者的个体化特征对长期使用的风险进行评估，发现问题应及时采取措施，包括调整剂量和疗程、改换能避免不良反应的药物。

（编者：王程荣　马延敏　池里群　冯梅梅

审校：郑彩虹）

参 考 文 献

[1] STANCZYK F Z, HAPGOOD J P, WINER S, et al. Progestogens used in postmenopausal hormone therapy: differences in their pharmacological properties, intracellular actions, and clinical effects[J]. Endocr Rev, 2013, 34（2）: 171-208.

[2] 孙赟, 刘平, 叶虹, 等. 黄体支持与孕激素补充共识 [J]. 生殖与避孕, 2015, 35（1）: 1-8.

[3] MOHAMAD RAZI Z R, SCHINDLER A E. Review on role of progestogen（dydrogesterone）in the prevention of gestational hypertension[J]. Horm Mol Biol Clin Investig, 2016, 27（2）: 73-76.

[4] 华克勤, 丰有吉. 实用妇产科学 [M]. 3 版. 北京: 人民卫生出版社, 2013.

第二章 雌、孕激素及 GnRH 药物的药学特点

第一节 雌激素药物的药学特点

一、雌激素药物的结构和作用特点

雌激素药物可分为甾体雌激素药物及非甾体雌激素药物两大类。

(一)构效关系

1. 甾体雌激素药物的化学结构

(1)母核：甾体雌激素是一类含有甾体母核基本结构的激素。其母核的基本化学结构是环戊烷骈多氢菲(甾烷)，甾烷由 3 个六元脂烃环(A、B 和 C 环)和 1 个五元脂环(D 环)构成(表 2-1)。其中雌甾烷在 C13 上连有甲基，称为角甲基，此甲基的编号为 C18。

在甾烷结构中有 6 个手性碳原子(C5、C8、C9、C10、C13 和 C14)，应有许多旋光异构体。但在天然甾体激素中，B 与 C 环之间总是反式稠合，以"B/C 反"表示；C 与 D 环之间也几乎都是反式稠合；只有 A 与 B 环之间可以顺式稠合，也可以反式稠合。根据 C5-H 构型的不同，可分为 5β- 系和 5α- 系两大类。5β- 系即 C5 上的氢原子与角甲基在环平面同侧，用实线表示，即 A 与 B 环为顺式稠合；5α- 系即 C5 上的氢原子与角甲基在环平面异侧，用虚线表示，即 A 与 B 环为反式稠合。

在甾体激素中的 A、B 和 C 3 个六元环通常均为椅式构象，D 环为五元环。其构象取决于 D 环上的取代基及其位置。

(2)取代基

1)C3 位：天然雌激素有雌二醇、雌酮和雌三醇，C3 位具有酚羟基。其中雌二醇的生物活性最强，雌酮次之，雌三醇的活性最小。

2)C17α 位：在雌二醇的 C17α 位引入乙炔基，增大空间位阻，阻碍肝脏中的代谢酶对药物的代谢破坏作用，在胃肠道中可抵御微生物降解，得到口服

有效的炔雌醇。

3）C17α 位、C3 位：在雌二醇的 C17α 位引入乙炔基（即炔雌醇），进一步将 C3- 羟基环戊醚化形成炔雌醚，不但保留口服活性，而且醚化产物的脂溶性增加，能储存在脂肪组织中，是可口服的长效雌激素。将雌三醇的 C17α 位引入乙炔基、C3- 羟基环戊醚化得到尼尔雌醇，是口服的长效雌激素。

4）C3 位或 C17β 位酯化：将雌二醇的 C3 位或 C17β 位羟基酯化制成前药，脂溶性提高，用药后酯键可缓缓水解释放出雌二醇而产生作用，可在植物油中溶解制成长效注射剂。如苯甲酸雌二醇和戊酸雌二醇。

表 2-1　雌激素的构效关系

母核	取代基			
	药物	R_1	R_2	R_3	R_4

药物	R_1	R_2	R_3	R_4
雌二醇	—H	—H	—H	—OH
雌三醇	—H	—OH	—H	—OH
雌酮	—H	—H	—	=O
炔雌醇	—H	—H	—C≡CH	—OH
炔雌醚	[环戊基]	—H	—C≡CH	—OH
尼尔雌醇	[环戊基]	—OH	—C≡CH	—OH
苯甲酸雌二醇	[苯甲酸基]	—H	—H	—OH
戊酸雌二醇	—H	—H	—H	—OCO(CH₂)₃CH₃

2. 非甾体雌激素药物的化学结构　由于天然雌激素来源有限且合成复杂，因此研究发现二苯乙烯类化合物如己烯雌酚的反式异构体具有与雌二醇相等的作用。另外三苯乙烯类化合物对雌激素有弱的激动与强的拮抗双重作用，如他莫昔芬和托瑞米芬。

（二）体内作用机制

1. 雌激素受体　雌激素发挥其生物学效应可通过雌激素受体 α（ERα）、雌激素受体 β（ERβ）、G 蛋白偶联的雌激素受体（GPER）等调节。

（1）分类：雌激素受体可位于细胞膜、细胞质或细胞核。根据它所在的部位分为 2 类，一类是核性雌激素受体，经典的雌激素受体 ERα、ERβ 大部分存在于细胞核，其关键成分是 DNA 结合域以及配体结合域，在细胞内作为配基激活的转录因子；另一类是膜性雌激素受体，近年的研究发现经典雌激素受体也可位于细胞膜或细胞质的内质网中，包括 GPER。

（2）分布：2 种雌激素受体在组织中的分布不同。ERα 主要分布在一些通常认为有雌激素效应的组织，如子宫、乳腺、胎盘、肝脏、中枢神经系统、心血管系统和骨组织，这些组织含有较多的 ERα，可以诱导 E_2 反应基因的表达；ERβ 主要分布在前列腺、睾丸、卵巢、松果体、甲状腺、甲状旁腺、胰腺、胆囊、皮肤、尿道、淋巴组织和红细胞中，在这些组织中 ERα 表达很少或者检测不出来。一些研究报道已经指出 GPER 广泛表达于心血管系统中，包括心脏、乳内动脉、隐静脉、内皮细胞、血管平滑肌细胞以及毛细血管外膜细胞等。另外还可以参与神经信号转导以及在一些乳房和子宫内膜癌细胞中出现过表达。

2. 信号转导的经典途径　雌激素及雌激素类似物弥散进入细胞，并与位于细胞核内的 ER 的 E 或配体结合域结合形成激素 - 受体复合物，之后 ER 的 C 或 DNA 结合域与 DNA 序列 [雌激素应答元件（estrogen response element，ERE）] 产生高亲和力和特异性结合，以调控靶基因的表达（图 2-1 中的图示 I ）。

3. 信号转导的非经典途径　雌激素可直接与膜受体（mER，一种 ERα 或 ERβ 的亚型）结合，或与内质网中的 GPER 结合，从而激活下游反应因子，如环磷酸腺苷（cAMP）以及激活信号分子 c-Src，再经过一系列级联反应，激活丝裂原活化蛋白激酶（mitogen-activated protein kinase，MAPK）通路以及细胞内的钙离子浓度升高等途径产生下游效应（图 2-1 中的图示 II 和 III ）。

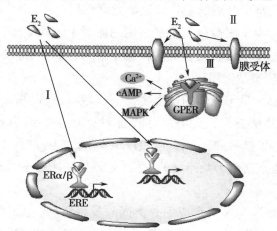

注：I —信号转导的经典途径；II 、III —信号转导的非经典途径；E_2 —雌激素；ER α / β —雌激素受体；ERE—雌激素应答元件；GPER—G 蛋白偶联的雌激素受体；cAMP—环磷酸腺苷；MAPK—丝裂原活化蛋白激酶。

图 2-1　雌激素的体内作用机制

（三）作用特点

1. 17β- 雌二醇　是微粒化的天然人 17β- 雌二醇,作为雌激素的主要成分之一,其生物活性最强,促进和调节女性性器官及副性征的正常发育。

2. 戊酸雌二醇　是长效雌二醇的衍生物,即雌二醇的戊酸酯,是人体天然雌激素 17β- 雌二醇的前体,肌内注射后缓慢释放,作用维持 2~4 周。

3. 苯甲酸雌二醇　是合成甾体类雌激素,系雌二醇的苯甲酸酯,为油溶剂,供肌内注射,作用维持 2~5 日。

4. 雌三醇　为雌二醇代谢物,是一种主要存在于尿中的天然雌激素。对阴道和子宫颈管具有选择性作用,而对子宫实体及子宫内膜无明显影响。对阴道上皮的角化作用比雌二醇强,对下丘脑和垂体有反馈性抑制作用,但不抑制排卵,仅对黄体产生明显影响。

5. 结合雌激素　为孕马尿液中提取的雌激素混合物,也可合成制备,属结合型雌激素。口服有效,不易被肝脏灭活。在肝脏中代谢为雌酮硫酸钠与马烯雌酮硫酸钠,为水溶性雌激素硫酸钠盐混合物,此外还含有 17α- 雌二醇硫酸钠、17α- 二氢马烯雌酮硫酸钠和 17β- 二氢马烯雌酮硫酸钠等。一般来讲,0.625mg 结合雌激素或硫酸雌酮被认为等价于 1mg 微粒化雌二醇、0.05mg 经皮给药雌二醇或 5μg 炔雌醇。作用机制与内源性雌激素相同,作用于靶组织,结合细胞核中的雌激素受体,也间接影响骨骼形成和钙磷代谢。

6. 炔雌醇　是半合成的强效口服雌激素,其活性为雌二醇的 7~8 倍、己烯雌酚的 20 倍,为口服避孕药中最常用的雌激素。炔雌醇对下丘脑垂体有正、负反馈作用,小剂量可刺激促性腺素分泌,大剂量则抑制其分泌,从而抑制卵巢排卵,起到避孕作用。

7. 尼尔雌醇　是雌三醇的衍生物,为长效和强效口服雌激素,在雌三醇的 C3 位引入环戊醚基后,亲脂性增加,有利于肠道吸收,并储存在脂肪组织中起长效作用。可选择作用于阴道和宫颈,对子宫体和子宫内膜的影响小。本品口服的雌激素活性为炔雌醚的 3 倍,是目前临床雌激素药物中雌激素活性最强的药物。

8. 己烯雌酚　为人工合成的非类固醇类雌激素,口服作用为雌二醇的 2~3 倍。小剂量刺激而大剂量抑制腺垂体促性腺激素及催乳激素的分泌,对抗雄性激素作用。

9. 他莫昔芬　为非甾体类抗雌激素药物,对雌激素受体具有选择性调控作用,存在 Z 型和 E 型 2 个异构体,呈组织选择性,能与 ERα 和 ERβ 结合并竞争性阻断雌二醇的结合,引起受体构象改变使共抑制因子与之结合,根据目的基因不同,发挥抗雌激素、弱雌激素或混合效应。

二、雌激素药物的药动学

雌激素制剂包括雌二醇、雌酮及其代谢产物雌三醇。雌二醇是雌激素的主要成分,其生物学效能最强。雌三醇仅有部分作用。在血液中,95% 的雌激素与特异性激素结合蛋白及白蛋白结合,5% 保持游离状态,处于结合状态的雌激素不具有生物活性。雌二醇在肝脏灭活,生成雌酮与雌三醇,然后和葡糖醛酸或硫酸结合,从尿中排出。由于天然雌激素的生物活性非常高,因此,以天然雌激素为先导物的结构改造,其主要目的不仅在于提高活性,而主要是为了使用更加方便或延长药物作用时间。如戊酸雌二醇口服后可水解成雌二醇等。

临床常用雌激素的药动学如下:

1. **雌二醇**　雌二醇易通过胃肠道、皮肤或黏膜吸收。透皮应用雌二醇制剂无肝脏首关效应,雌二醇以原型直接入血,贴片 3 小时后可释放治疗水平的雌二醇,在整个治疗期(7 天)可维持这一水平。口服雌二醇会发生首关效应,导致生物利用度降低。经过微粉化处理的药物生物利用度可达到 3%~5%。单次口服给药 2mg,达峰时间(t_{max})为 6~10 小时,峰浓度(C_{max})为 30~50pg/ml。分别以雌酮(15%)、雌酮硫酸盐(E_1S)(25%)、雌酮葡糖醛酸酯(25%)和雌二醇葡糖醛酸酯(25%)的形式吸收。雌二醇与白蛋白(60%)和性激素结合球蛋白(SHBG)(38%)结合,血清中的游离雌二醇约为 2%。95% 经肝脏代谢。雌二醇口服给药后,相当大的部分在胃肠道代谢黏膜通过 17β- 羟基类固醇脱氢酶 2(HSD17B2)转化为雌酮。雌酮与未代谢的雌二醇在肝脏中经羟化酶、甲基转移酶、磺酰和葡糖醛酸转移酶代谢,将雌二醇和雌酮转化为多种代谢物。连同第 1 次在肝脏代谢,约占 95%。经胆汁排泄后,再经肝肠循环对其最终从体内消除有延迟作用。终末半衰期($t_{1/2}$)常为复合参数,为 13~20 小时。在循环中发现超过 100 种雌二醇和雌酮的代谢物,最主要的为 E_1S。绝经后妇女口服 1mg 微粒化雌二醇后,血清雌二醇水平为 30~50pg/ml,而雌酮水平范围为 150~300pg/ml。药物约 54% 通过肾脏随尿液排泄,约 6% 经胆汁进入肝肠循环或随粪便排泄出体外,消除半衰期约为 1 小时。雌激素可通过乳汁分泌。

2. **戊酸雌二醇**　戊酸雌二醇吸收迅速而且安全,食物不影响雌二醇的生物利用度,约 3% 的雌二醇得到生物利用,在吸收和首次通过肝脏的过程中,类固醇酯分解为雌二醇和戊酸，t_{max} 通常为 4~9 小时，C_{max} 约为 15pg/ml。服药后 24 小时内血清雌二醇浓度下降至约 8pg/ml。雌二醇与白蛋白和 SHBG 结合，血清中未结合的雌二醇为 1%~1.5%，与 SHBG 结合的部分为 30%~40%。有研究在绝经后女性本品单次口服 2mg 后，药 - 时曲线下面积（AUC）为 242ng·h/ml，第 1 和第 3 小时分别测得雌二醇的浓度为 0.09ng/ml 和 0.14ng/ml。连续口服每日 1 次，每次 2mg，服药 5 天后，第 1 和 3 小时分别测得雌二醇的浓度为 0.22ng/ml 和 0.20ng/ml。

3. 结合雌激素　为水溶性，口服吸收迅速，生物利用度为 40%~50%，首关效应约 60%，口服后 4~10 小时内各种结合型和非结合型雌激素达最大血药浓度。阴道局部用药后全身吸收较少。健康绝经后妇女口服口服 2 片（0.3mg/片）剂量后，结合雌激素的平均药动学参数为雌酮的平均 t_{max} 为 6.5 小时，$t_{1/2}$ 为 25.4 小时，C_{max} 为 2.5ng/ml，AUC 为 61.0ng·h/ml；马烯雌酮的平均 t_{max} 为 5.9 小时，$t_{1/2}$ 为 11.8 小时，C_{max} 为 1.6ng/ml，AUC 为 22.4ng·h/ml。健康绝经后妇女口服 2 片（0.625mg/片）剂量后，结合雌激素的平均药动学参数为雌酮的平均 t_{max} 为 7.3 小时，$t_{1/2}$ 为 15.0 小时，C_{max} 为 7.3ng/ml，AUC 为 134ng·h/ml；马烯雌酮的平均 t_{max} 为 6.2 小时，$t_{1/2}$ 为 10.1 小时，C_{max} 为 5.0ng/ml，AUC 为 65ng·h/ml。主要在肝脏进行代谢，大部分以原型药物排出，约 60% 由尿液排泄，肾小管重吸收少。

4. 苯甲酸雌二醇　用药 12~24 小时后开始发挥作用，停药 2 天作用消退。在血液内，部分与 β- 球蛋白结合，游离的雌二醇被组织利用。部分被肝脏破坏，或经胆汁排泄，再被肠道吸收，形成肝肠循环，其代谢产物多与硫酸或葡糖醛酸结合成酯后从尿中排出。

5. 雌三醇　阴道内使用雌三醇可以在局部产生最佳的有效性。雌三醇也进入体循环系统，因为在血浆中观察到非结合型雌三醇峰的骤升现象。血浆峰值在使用 1~2 小时后出现。雌三醇与血浆白蛋白的结合率达 90%，不与性激素结合球蛋白结合。代谢主要是肝肠循环内的结合与解离过程。雌三醇作为代谢终产物，主要以结合的形式通过尿液排泄。

6. 炔雌醇　口服吸收完全，平均生物利用度约为 45%，个体变异在 20%~65%。在服用 30μg 后，t_{max} 为 1~2 小时，血浆炔雌醇的 C_{max} 为 90~130pg/ml，由于肝肠循环偶可在服药后 10~14 小时出现次级峰。炔雌醇不与 SHBG 结合。血浆炔雌醇水平的时间过程符合二室模型，$t_{1/2}$ 为 5~30 小时。口服 0.55mg 炔雌醇后，t_{max} 为 29.8 小时，$AUC_{0~168}$ 为 4750ng·h/L，$AUC_{0~6}$ 为

232ng・h/L，C_{max} 为 42.2ng/L。主要经 CYP3A4 代谢，经酶代谢为 2- 羟基炔雌醇，其羟基化代谢产物再发生结合反应生成炔雌醇 -3- 葡糖醛酸酯（或硫酸酯）、炔雌醇 -17- 葡糖醛酸酯（或硫酸酯），在血浆内大部分以葡糖醛酸酯（约 80%）及硫酸酯（8%~10%）的形式存在。约 62% 由尿液排出。

7. 炔雌醚 口服吸收迅速，进入血液后贮存于体内的脂肪组织中并缓慢释放，并代谢为炔雌醇而发挥作用。口服炔雌醚 3.0mg，血浆炔雌醇的 t_{max} 为 2~3 小时，C_{max} 约 1μg/ml，5 日后血药浓度约 0.5μg/ml，作用可维持 30 日以上。主要经肝脏代谢，代谢物与葡糖醛酸结合后缓慢从尿中排泄。

8. 己烯雌酚 口服吸收好，不易被肝破坏，代谢物主要以葡糖醛酸化合物的形式从尿和粪便排泄。

9. 他莫昔芬 口服他莫昔芬 20mg 后，t_{max} 为 6~7.5 小时，有 2 个消除相（$t_{1/2\alpha}$ 为 7~14 小时，4~11 天后出现血中第二高峰，因此需要 3~4 周的治疗才能达到血浆稳态浓度；$t_{1/2\beta} > 7$ 天）。在肝脏中主要经 CYP3A4 代谢产生 N- 甲基他莫昔芬，再经 CYP2D6 代谢羟基化生成活性更高的 4- 羟 -N- 去甲基他莫昔芬（endoxifen）（主要占 90%），其抗雌激素活性达到原药的 30 倍；另一代谢方式为可通过 CYP2D6、CYP3A4 和 CYP2C19 酶的代谢羟基化作用产生 4- 羟基他莫昔芬（4-OH-TAM），4-OH-TAM 也可进一步在去甲基作用下生成 endoxifen。4-OH-TAM 和 endoxifen 有顺和反（E/Z）2 种构型，临床研究结果显示 Z-4-OH-TAM 和 Z-endoxifen 是主要的发挥抗雌激素药效的代谢物，与原药 TAM 相比，4-OH-TAM 与 ER 的亲和作用要高 100 倍。主要消除途径是 N- 脱甲基作用和脱氨基作用，存在肝肠循环。主要以脱氨基代谢产物从粪便排泄，约占 4/5；尿中排泄较少，约占 1/5。

三、雌激素药物的代谢与药物基因组学特点

他莫昔芬在肝脏中经 P450 酶系中的 CYP2D6 和 CYP3A4 代谢，按 CYP2D6 代谢表型多态性可将人群分为 4 种类型：弱代谢者（poor metabolizers，PMs；等位基因没有 CYP2D6 酶活性，无蛋白表达，相关的等位基因为 CYP2D6*3、*4、*5、*6）、中间代谢者（intermediate metabolizers，IMs；等位基因 CYP2D6 酶活性较低或可能受损，相关的等位基因为 CYP2D6*9、*10、*17、*41）、正常代谢者（normal metabolizers，NMs；等位基因 CYP2D6 酶活性正常，相关的等位基因为 CYP2D6*1、*2）和超快代谢者（ultrarapid metabolizers，UMs）。CYP2D6*10 属于降低功能型等位基因，携带这类基因型纯合子

CYP2D6*10/*10 的乳腺癌患者对他莫昔芬的代谢速率慢,他莫昔芬的浓度降低,复发的可能性较大,无进展生存期缩短;临床药物基因组学实施联盟(Clinical Pharmacogenetics Implementation Consortium,CPIC)指南中推荐 CYP2D6*10/*10 等位基因携带者优先考虑芳香酶抑制剂或更高剂量的他莫昔芬;且亚洲人群的突变率较高,推荐临床检测(中等推荐)。CYP2D6*3、*4、*5、*6 属于无功能型等位基因,携带这类基因型的乳腺癌患者对他莫昔芬的代谢降低,复发的可能性增加,无病生存期缩短,推荐临床检测(强推荐)。

四、常用剂型

雌激素药物的常用剂型主要有口服剂型(片剂、滴丸)及外用剂型(包括经皮给药如贴片、凝胶、软膏、乳膏以及经阴道给药如阴道内胶囊、片剂和栓剂),其他剂型还包括注射剂及皮下植入剂等。雌激素的脂溶性较高,易吸收,例如雌二醇肌内注射给药起效迅速,但是雌激素在胃肠道及肝脏中迅速失活,因此口服无效。对雌激素的改造不以增强药效为目的,而以延效和口服为目的。例如在 3 位和 / 或 17 位酯化和醚化(苯甲酸雌二醇、戊酸雌二醇)可达延效的目的,在 17α 位引入乙炔基(炔雌醇)、在 C3 位醚化和 17α 位引入乙炔基(炔雌醚)可达延效及口服的目的。现今,临床上大多数雌激素是口服应用的,选用口服雌激素的优点是简便且疗效肯定;缺点是给药后血药浓度上升快、波动大,容易出现一些与雌激素相关的不良反应,一般在服药初期较明显,用药 1~2 周后逐渐减轻甚至消失。

(一)口服剂型

1. 片剂　雌激素片剂为普通片、糖衣片或薄膜衣片等,常用的片剂有雌二醇片、戊酸雌二醇片、尼尔雌醇片、结合雌激素片及己烯雌酚片。

2. 滴丸　滴丸剂是指固体或液体药物与适当物质(一般称为基质)加热熔化混匀后,滴入不相混溶的冷凝液中收缩冷凝而制成的小丸状制剂,主要供口服使用。常用的滴丸有氯烯雌醚滴丸。

雌激素口服制剂临床常用于绝经后性激素治疗;辅助生殖技术;促性腺激素释放激素激动剂使用后的反向添加治疗;宫腔粘连;下丘脑性、垂体性、卵巢性闭经;性幼稚;稽留流产;绝经后取宫内节育器;产后回乳等。结合雌激素尚有较好的止血作用,能促使血管周围的酸性黏多糖增加,并增强毛细血管和小血管壁;同时能使凝血酶原、第 V 凝血因子等增加,可控制毛细血管出血及手术出血。

（二）外用剂型

雌激素外用剂型分为经阴道给药制剂及经皮给药制剂，主要包括凝胶、软膏、乳膏、栓剂、贴片、阴道片及阴道胶囊。

1. 经阴道给药 如阴道内片剂、胶囊、栓剂，常用的药物有雌二醇阴道片、雌三醇栓、普罗雌烯阴道胶囊及氯喹那多 - 普罗雌烯阴道片。对年龄大、以泌尿生殖道萎缩症状为主的患者，使用雌激素阴道给药制剂效果较好且简单安全。例如雌三醇栓对阴道上皮角化的作用比雌二醇强，能促进阴道黏膜血管新生和阴道上皮损伤愈合，同时能增强子宫颈细胞的功能，使子宫颈肌纤维增生，从而增强其弹性和柔软性，使上皮细胞正常化并恢复阴道的生理 pH，从而增强局部对病原体的抵抗能力。

2. 经皮给药 如贴片、凝胶、软膏及乳膏，常用的药物有半水合雌二醇贴片、雌二醇外用凝胶剂、苯甲酸雌二醇软膏、雌三醇乳膏、雌三醇软膏、结合雌激素乳膏、结合雌激素软膏、普罗雌烯乳膏等。经皮吸收（皮贴）可避免口服雌激素的肝脏首关效应，剂量一般较口服剂量低，经皮吸收后雌激素储存于皮下组织中而缓慢释放，降低肝脏的代谢负荷，雌激素浓度稳定，更适合于有高血压、肝胆疾病、肝功异常、偏头痛、高甘油三酯血症或高血压趋势以及有胃肠疾病不能很好吸收者或不宜口服给药者。例如半水合雌二醇贴片应用 1 片后，3 小时可以释放治疗水平的雌二醇并维持 7 天，7 天后再换用另一片新的贴片。

综上所述，由于不同的剂型有不同的制剂学特点，其药理学特性及代谢特点也有所不同，故临床应根据病情需要选择合适的雌激素制剂。

五、药物相互作用

雌激素与其他药物合用时发生的药物相互作用主要是影响药物的代谢。由于不同的雌激素制剂药动学方面的差异，发生药物相互作用的可能性是不相同的，在使用雌激素进行临床药物治疗中，应根据具体情况，并结合针对不同治疗目的常用的合并用药种类来评估可能发生的药物相互作用。

（一）对药物代谢的影响

体内外研究都表明雌激素部分通过细胞色素 P450 3A4（CYP3A4）来代谢，由于许多其他药物也经 CYP3A4 代谢，与雌激素合用时不可避免地产生相互作用。

1. 增加血药浓度、半衰期延长、药效增强 CYP3A4 抑制剂如西咪替丁、红霉素、克拉霉素、伊曲康唑、利托那韦和葡萄柚汁可以升高雌激素的血药浓度，延长雌激素的半衰期，使雌激素的药效增强并引起不良反应。他克莫司可强力抑制炔雌醇的代谢，使其血药浓度升高。雌二醇及雌三醇均可使氢化可的松在肝内的代谢减少，抗炎作用增强。雌二醇也可使哌替啶在肝内的代谢减少，效应增强。

2. 降低血药浓度、半衰期缩短、药效减弱　雌激素与 CYP3A4 诱导剂如卡马西平、苯巴比妥、苯妥英钠、扑米酮、保泰松、利福平及氨基比林合用，会加快雌激素的代谢，降低雌激素的血浆浓度，可能导致治疗效果降低和／或改变子宫出血的情况。氯烯雌醚与三环类抗抑郁药（如丙米嗪）同时使用，可增强抗抑郁药的不良反应，同时降低其药效。与氯贝丁酯合用时，可减弱氯贝丁酯降低血胆固醇与甘油三酯的作用。

（二）对凝血系统的影响

雌激素在肝脏的代谢可能会影响凝血与抗凝系统的平衡，增加患者体内的凝血酶原碎片浓度，还可使抗凝血酶浓度降低，增加血栓的发生风险；加速凝血酶原时间、部分促凝血酶原激酶时间和血小板凝集时间；升高血小板计数。故雌激素类药物与抗凝剂同用时，雌激素可降低抗凝效应，必须同用时应调整抗凝剂的用量。例如炔雌醚可降低抗凝剂（如华法林）的有效性，雌二醇、氯烯雌醚与抗凝剂合用会使后者的抗凝作用减弱。

（三）对糖代谢的影响

雌激素会使糖耐量降低，例如戊酸雌二醇会使口服降血糖药或胰岛素的需要量发生改变。雌二醇或者己烯雌酚与口服降血糖药（甲苯磺丁脲、氯磺丙脲、醋磺己脲、妥拉磺脲）合用可致血糖水平发生难以估计的波动，因雌激素可使血糖升高，同时又能增强降血糖药的作用，故糖尿病患者在合用雌激素期间需严密监测血糖并调整剂量。

（四）其他影响

雌激素与抗高血压药同时使用，可降低抗高血压的作用；雌激素增加钙剂的吸收；口服 1g 维生素 C 能使单次口服炔雌醇的生物利用度提高至 60%~70%；与孕激素类药合用，具有抑制排卵的协同作用，可用作避孕药；己烯雌酚与干扰素 α 合用增加阴道上皮细胞内的糖原含量，改善阴道内环境，减少阴道分泌物，降低阴道 pH，可使损伤修复，调节机体免疫力，提高抗病力。

六、主要不良反应

随着在临床的广泛应用，雌激素制剂的不良反应已被逐步发现。不同雌激素的不良反应发生率和程度有所差异，主要有以下几个方面。

（一）常见不良反应

1. 泌尿生殖系统和乳腺疾病 子宫/阴道出血如点滴状出血、闭经、尿频、尿痛、月经量改变；宫颈外口和宫颈分泌物改变、子宫肌瘤增大、子宫内膜增生，雌激素可能会使子宫内膜异位症复发和加重；出现乳房疼痛、触痛、痛经，阴道分泌物增多等类经前期综合征症状；还可引起乳房增大、出现小肿块、溢液、溢乳、胀痛、触痛等不良反应。可以通过降低剂量而减少该现象的发生。

2. 胃肠道反应 许多妇女使用雌激素后会出现恶心、呕吐、畏食、腹胀、消化不良，但是会逐渐自行消失，可通过进餐时服用或睡前服用减少该不良反应的发生。

3. 代谢和心血管效应 可引起肝功能异常、高脂血症、钠潴留。例如结合雌激素可能增加胆囊疾病的发生风险，也可能引起胆汁淤积性黄疸、肝脏 GOT 及 GPT 升高。雌激素可引发血栓症以及心功能异常。雌激素有潜在的血栓形成倾向，特别是长期使用的患者。有文献报道健康女性使用雌激素 1 年可显著增加静脉血栓栓塞或冠状动脉事件的风险，使用雌激素 3 年可显著增加脑卒中的风险。口服雌激素显著增加健康妇女和已患心血管疾病患者的血栓性疾病风险。与使用激素治疗有关的心脏病发作的风险取决于用药年龄，绝经不到 10 年或者 50~59 岁开始雌激素治疗不会增加女性心脏病发作的风险，而绝经 10 年及以上或 60 岁及以上的妇女与激素治疗相关的心脏病发作风险是增加的。

4. 免疫系统 戊酸雌二醇可能造成超敏反应。

5. 精神系统 主要包括精神障碍、性欲改变、情绪不稳、抑郁、痴呆、易怒。例如戊酸雌二醇可能造成情绪低落、焦虑、性欲减退或增加。

6. 中枢神经系统 主要包括头痛、头晕等精神症状。一些妇女可能会出现更严重的不良反应，如偏头痛。脑血管意外/脑卒中、癫痫加重较为罕见。

7. 眼部疾病 主要包括视觉障碍，不耐受角膜接触镜。

8. 皮肤和皮下组织疾病 主要包括皮疹、瘙痒、结节性红斑、荨麻疹、多毛症、痤疮。

9. 骨骼、肌肉及结缔组织疾病 肌肉痛性痉挛、关节痛。

（二）严重及新发现的不良反应

严重及新发现的不良反应为致癌作用。自 20 世纪 70 年代起，国际癌症研究机构（IARC）就开始评估药物暴露对人体致癌作用的影响，其将激素替代疗法致癌列为特别重要的一组，其中激素替代疗法包括各类雌激素药物、剂量和方案，对于更年期仅用雌二醇治疗，有充足的证据证明会导致子宫内膜癌、卵巢癌，有限的证据证明会导致乳腺癌。在妊娠前 3 个月服用己烯雌酚产下的女婴，其发生阴道和子宫颈腺癌的概率大大增加。妊娠期间服用雌激素同样能增加雄性或雌性后代生殖器良性肿瘤的发生率。经阴道用己烯雌酚会增加子宫透明细胞腺癌、宫颈鳞癌的发生率。

1. 子宫内膜癌 只使用雌激素的绝经疗法会增加子宫内膜增生及子宫内膜癌的发生风险，合用孕激素会避免这种风险的增加。这些风险取决于雌激素的剂量和治疗持续时间；风险增加波动于 2~10 倍。有证据表明，雌激素 - 孕激素持续联合用药可能不增加甚至降低子宫内膜癌的发生风险，但是如果连续用药方案中每月使用孕激素少于 10~15 天时会增加子宫内膜癌的发生风险。例如最近一项荟萃分析表明连续用药方案中孕激素少于 10 天的激素替代治疗的风险率（RR）为 1.76（CI 1.51~2.05）；相比之下，同时给药 10~24 天的雌激素 - 黄体酮治疗的风险率仅为 1.07（CI 0.92~1.24）。

2. 乳腺癌 一项关于百万女性研究的最新报告中指出，绝经后不足 5 年开始只使用雌激素药物治疗，会使乳腺癌的发生风险增加 43%（RR 1.43；CI 1.35~1.51）；而当绝经后 5 年或 5 年以上开始接受雌激素治疗时，对乳腺癌的发生风险没有影响（RR 1.05；CI 0.89~1.24）。但是 IARC 最初的研究报告显示，与使用雌激素 - 孕激素疗法相关的乳腺癌的 RR 为 1.26（CI 1.00~1.59），但仅使用雌激素组的患者患乳腺癌的风险降低（RR 0.77；CI 0.59~1.01）。上述 2 项研究是矛盾的，其原因是 IARC 调查的人群平均年龄、平均体重指数均高于百万女性研究，这在一定程度上说明激素替代疗法与乳腺癌风险之间的关系是复杂的，其随绝经年龄、激素治疗的起始年龄、体重指数等乳腺癌危险因素的变化而变化。尽管存在不确定性，但目前的证据表明，在接近绝经期时使用激素替代疗法与乳腺癌相关的风险更高，常发生在治疗后的几年内，并随着治疗时间的延长而增加；停止激素替代治疗后乳腺癌的风险会下降。

3. 卵巢癌 IARC 的研究表明单纯雌激素治疗与卵巢癌的风险增加有因果关系，荟萃分析提示使用雌激素每治疗 5 年，卵巢癌的合并风险率就略微增加（RR 1.22；CI 1.18~1.27）。基于荟萃分析的结果，从 50 岁左右开始使用激素替代疗法 5 年，每 1 000 名使用者将增加 1 例卵巢癌病例，每 1 700 名使用者将增加 1 例卵巢癌死亡病例。

4. 其他癌症 临床试验和流行病学研究表明，激素替代疗法可能增加脑膜瘤的风险，对肺癌的发生是否存在保护作用由于存在多因素影响，结果尚有争议。根据女性健康倡议组织（WHI）研究的最新进展尚不支持单独雌激素或孕激素治疗对肺癌的保护作用。

对肺癌的发生是否存在保护作用由于存在多因素影响，结果尚存在争议。根据女性健康倡议组织（WHI）研究的最新进展尚不支持单独雌激素或孕激素治疗对肺癌的保护作用。

第二节 孕激素药物的药学特点

一、孕激素药物的结构和作用特点

卵巢甾体激素属于类固醇激素，基本化学结构为环戊烷骈多氢菲环，按碳原子数目分为 3 组：含 18 个碳原子为雌激素、含 19 个碳原子为雄激素、含 21 个碳原子为孕激素。孕激素是由卵巢黄体分泌的甾体激素。卵泡期，颗粒细胞和卵泡 - 间质细胞合成孕激素，黄体期则由黄体细胞包括颗粒细胞和卵泡膜黄体细胞合成孕激素。胆固醇在血液中与 LDL 结合为 LDL- 胆固醇，是卵巢合成孕激素的前体物质。在 LH 的刺激下，卵巢膜细胞内的胆固醇经线粒体内的细胞色素 P450 侧链裂解酶催化形成孕烯醇酮，通过 △4 途径合成黄体酮，即孕烯醇酮在细胞质内质网内的 3β- 羟基类固醇脱氢酶（3β-hydroxysteroid dehydrogenase，P450 c17）-△4-△5 异构酶的作用下生成黄体酮，其基本结构为 △4-3- 酮孕甾烷。

（一）构效关系

孕激素制剂从其来源可分为天然孕激素和人工合成孕激素及其衍生物两大类。天然孕激素主要有黄体酮，地屈孕酮是 6- 去氢孕酮经过紫外线照射后形成的旋光异构体，其 C9 羟基由 α 位转变为 β 位，C10 甲基由 β 位转变为 α 位，C6-7 间多 1 个双键，又称为反式孕酮，体内代谢产物为 16α、20α 和 C21 甲基羟基地屈孕酮，仍为反式孕酮结构，可视为天然孕激素。地屈孕酮结构的细微改变使其获得口服吸收、代谢稳定、对孕激素受体具有高选择性的特点，孕激素活性高于天然黄体酮 20 倍,生物利用度增高约为 28%。人工合成孕激素及其衍生物按化学结构可分为 4 类,如表 2-2 所示。

黄体酮(progesterone)　　　　　　　17α- 羟孕酮(17α-hydroxyprogesterone)

表 2-2　孕激素的分类及代表药物

分类	代表药物
17α- 羟孕酮类	醋酸甲羟孕酮(R=CH₃)、醋酸甲地孕酮(R=—CH₃)、醋酸氯地孕酮(R=Cl)、己酸羟基孕酮 [R=OCO(CH₂)4CH₃]、醋酸诺美孕酮(R=OCOCH₃)
19- 去甲睾酮类	炔诺酮(R=C≡C)、异炔诺酮(R=—C≡C)、替勃龙(R=C≡C,R=CH₃)、左炔诺孕酮(R=C₂H₅)、孕二烯酮、孕三烯酮、诺孕酮、诺孕酯、去氧孕烯
19- 去甲孕酮类	地美孕酮、普美孕酮、曲美孕酮
螺内酯衍生物	屈螺酮

以黄体酮为先导的结构改造,其目标是得到可供口服的孕激素。无活性的 17α- 羟孕酮经乙酰化后得醋酸羟基孕酮,增加口服活性。考虑到孕酮类失活的主要途径是 6 位羟基化、16 位和 17 位氧化或 3,20- 二酮被还原成二醇,因而结构改变主要是在 C6 位及 C16 位上引入占位基团,得到 17α- 乙酰氧基黄体酮的 6α- 甲基衍生物,即醋酸甲羟孕酮;△6-6- 甲基衍生物,即醋酸甲地孕酮及△6-6- 氯衍生物,即醋酸氯地孕酮,它们都为长效的口服孕激素。新一代孕激素的专一性更强、安全性更高,如地诺孕素、屈螺酮、炔诺孕酮、诺美孕酮和曲美孕酮。这类孕激素与黄体酮受体的结合更具选择性,与其他甾体激素受体几乎不结合,且无雄激素、雌激素或糖皮质激素活性,不影响脂代谢,作用更接近天然孕酮,被看作第四代孕激素。

(二)体内作用机制

孕激素的生物活性是由孕激素受体(progesterone receptor,PR)介导的,

PR 是配体激活的核转录调节因子，主要由羧基端配体结合域、DNA 结合域、与受体核定位有关的铰链区，以及与转录调节有关的氨基端四部分组成。孕激素与 PR 的羧基端结合后，致使 PR 发生构象变化，使其从分子伴侣中释放出来，形成 PR 二聚体并移位至细胞核，与靶基因的孕激素应答元件相结合，同时募集各种协同转录因子，调控靶基因的转录。此外，PR 还可以激活激酶级联反应，通过信号通路途径影响细胞周期蛋白的表达而间接调控细胞周期。所有的孕激素均通过与细胞内的孕激素受体 PR 结合而发挥孕激素作用，但也可与其他甾体激素受体包括雄激素受体 AR、雌激素受体 ER、肾上腺糖皮质激素受体 GR、盐皮质激素 MR 结合而呈现不同的激素活性。孕激素的活性以选择性指数（selective index，SI）为标志。选择性指数指孕激素与 PR 和 AR 结合力的比值（SI=PR/AR），SI 值越高，孕激素活性越强（表 2-3）。

表 2-3　不同孕激素与甾体激素受体和血清结合蛋白的亲和力

	PR	AR	ER	GR	MR	SHBG	CBG
黄体酮	50	0	0	10	100	0	36
地屈孕酮	75	0	—	—	—		
甲羟孕酮	115	5	0	29	160	0	0
甲地孕酮	65	5	0	30	0	0	0
环丙孕酮	90	6	0	6	8	0	0
炔诺酮	75	15	0	6	10	16	0
左炔诺孕酮	150	45	0	1	75	50	0
屈螺酮	35	65	0	6	230	0	0
诺美孕酮	125	6	0	6	0	0	0
普美孕酮	100	0	0	5	53	0	0
地诺孕素	5	10	0	1	0	0	0
诺孕酯	15	0	0	1	0	0	0
孕二烯酮	90	85	0	27	290	40	0

注：AR—雄激素受体；ER—雌激素受体；GR—肾上腺糖皮质激素受体；MR—盐皮质激素；SHBG—性激素结合球蛋白；CBG—皮质激素结合球蛋白。

（三）作用特点

天然孕激素和人工合成孕激素及其衍生物都具有抑制下丘脑 - 垂体 - 卵巢轴和转化子宫内膜的作用。在月经周期后期能使子宫内膜分泌期改变，为孕卵着床提供有利条件,在受精卵植入后,胎盘形成,可减少妊娠子宫的兴奋性,使胎儿能安全生长;在与雌激素共同作用时,可促使乳房发育,为产乳做好准备;可通过对下丘脑的负反馈,抑制腺垂体黄体生成素的释放,使卵泡不能发育成熟,抑制卵巢的排卵过程。

1. 对下丘脑 - 垂体系统的作用　孕激素负反馈抑制下丘脑 - 垂体系统促性腺激素释放激素 - 促性腺激素的合成和分泌,但排卵前期孕激素增强雌二醇高峰对下丘脑 - 垂体系统促性腺激素释放激素 - 促性腺激素释放的正反馈作用,促进排卵。黄体期孕激素分泌高峰抑制 FSH、LH 的分泌,使之于月经期降至最低点。孕激素作用于下丘脑体温调节中枢引起体温升高,通过调节中枢神经系统和下丘脑神经介质的功能调节妇女的精神心理、情绪和认知功能,抑制垂体催乳素的分泌。

2. 对女性生殖道的作用　孕激素对子宫内膜的作用与雌激素相互拮抗又相互协调,其作用也与子宫内膜局部自分泌和旁分泌因子密切相关。孕激素对抗雌激素引起的子宫内膜基底层和功能层增生,促进增生的子宫内膜分泌化。黄体退化,雌、孕激素撤退引起月经来潮。妊娠后,由黄体分泌的大量孕激素促进子宫内膜转化为蜕膜,以维持胎盘和胚胎的早期发育。孕激素降低子宫和输卵管平滑肌对缩宫素的敏感性,抑制子宫平滑肌对缩宫素的敏感性,降低收缩活性和强度,维持正常的胎儿宫内发育。孕激素拮抗雌激素对下生殖道的作用,如降低阴道和宫颈上皮的成熟指数、角化指数和嗜酸性粒细胞指数;降低阴道内的乳酸杆菌数量和清洁度;减少宫颈黏液的分泌量,降低黏稠度、拉丝度、结晶力和精子穿透力。

3. 对乳腺的作用　孕激素促进乳腺腺泡发育,减少乳糖和酪蛋白生成,抑制泌乳。产后胎盘娩出后,血浆性激素水平下降,催乳素升高,3~5 天开始泌乳。

二、孕激素药物的药动学

天然来源孕激素(黄体酮)的口服溶解性及消化道吸收差,在通过肠黏膜时和在肝脏中受到 4- 烯还原酶、20- 羟甾脱氢酶等的作用(首关效应)而被代谢失活,导致生物利用度降低。黄体酮分泌后进入血液,1%~5% 呈游离状态存在并发挥生物调节活性,而 95% 与性激素结合蛋白(SHBG)结合经肝脏代谢,主要代谢产物为孕二醇及其硫酸盐和葡糖苷酸结合物,主要经肾脏排泄,半衰期为 15 分钟。采用注射和阴道给药可避免首关效应,加速药物吸收;经过微粉化处理或应用油性载体可提高药物的溶出及吸收等问题,进餐时口服可提高药物的生物利用度。人工合成孕激素及其衍生物种类繁多、结构多样、给药途径多样,体内代谢、与孕激素受体的亲和力和生物利用度各不相同。人工合成的高效炔诺酮、甲地孕酮等在肝脏破坏较慢,可口服给药,油溶液肌内注射因局部吸收缓慢,发挥长效作用。

临床常用孕激素的药动学特点如下:

1. 黄体酮 口服后经过较大程度的肝脏首关效应,生物利用度低,口服 100mg 后,2~3 小时血药浓度达峰,以后逐渐下降,约 72 小时后消失,半衰期为 2.5 小时左右。口服后在肝内代谢,约 12% 代谢为孕烷二醇,代谢物与葡糖醛酸结合随尿排出。可通过口腔、直肠和阴道吸收。其油剂注射液肌内注射后迅速吸收。在肝内代谢,约 12% 代谢为孕烷二醇,代谢物与葡糖醛酸结合随尿排出。注射 100mg,6~8 小时血药浓度达峰,以后逐渐下降,可持续 48 小时,72 小时消失。黄体酮可分布进入乳汁。

2. 地屈孕酮 本药口服后迅速吸收,并在体内完全被代谢,主要代谢物为 DHD(20α-dihydrogesterone),此成分大多以葡糖醛酸化物在尿中被测得。所有代谢产物的结构均保持 4,6- 二烯 -3- 酮的构型,而不会产生 17α- 羟基化,该特性决定本品无雌激素和雄性化作用。口服地屈孕酮之后,血浆 DHD 浓度高于血浆中的地屈孕酮原型药浓度。DHD 对地屈孕酮 AUC 和 $C_{\max}$ 的比值分别为 40 和 25。地屈孕酮口服后被迅速吸收,地屈孕酮和 DHD 分别在 0.5 和 2.5 小时达峰值。地屈孕酮和 DHD 的平均最终半衰期分别为 5~7 小时和 14~17 小时。地屈孕酮与内源性孕激素不同,在尿中不以孕烷二醇的形式排出。因此,根据尿中的孕烷二醇排出量仍可测定内源性孕激素的产生。口服标记过的地屈孕酮,平均 63% 随尿排出,72 小时体内完全清除。

3. 醋酸甲羟孕酮 肌内注射或口服给药后血药浓度迅速上升。口服后在胃肠道吸收,经 2 小时左右达血药浓度峰值,口服吸收良好,血药浓度峰值较高,但持续时间较短。在肝内降解,大部分醋酸甲羟孕酮代谢物都以葡糖醛酸苷结合物的形式通过尿液排出,只有微量代谢物以硫酸盐的形式排出。醋酸甲羟孕酮通过胆汁分泌,主要经粪便排泄,约 44% 的药物以原型随尿排泄。肌内注射后的 4~20 天血药浓度达峰,并局部储存在组织中缓慢释放,产生长效作用,可维持 2~4 周以上。蛋白结合率为 90%~95%,分布容积为 20L±3L,消除半衰期为 6 周,可通过血脑屏障和胎盘屏障,也可经乳汁分泌。

4. 醋酸甲地孕酮 口服本品 160mg 后能迅速吸收,血药浓度升高较快,

2~3 小时可达到峰值,吸收半衰期为 2.5 小时。肌内注射后能在局部组织中储存,吸收缓慢而起长效作用。本品在肝内代谢,85% 以上与血浆蛋白结合,大部分药物以葡糖醛酸结合物的形式经肾脏排泄,小部分随粪便排出,消除半衰期为 32.5 小时。

5. 环丙孕酮　醋酸环丙孕酮口服后在很大的剂量范围内吸收迅速而且完全,绝对生物利用度约为口服剂量的 88%。单次给予醋酸环丙孕酮 1mg后 1~2 小时,最高血清浓度约为 8ng/ml。随后血清水平呈双相下降,半衰期分别为 0.8 小时及 2.3 天。血清中的总含量中仅有 3.5%~4.0% 以游离类固醇的形式存在,96% 的药物与血浆蛋白非特异性结合,表观分布容积为986L±437L。醋酸环丙孕酮几乎能完全代谢,血浆中的主要代谢产物为 15β-羟基环丙孕酮,是通过细胞色素 P450 酶 CYP3A4 形成的。血清清除率约为3.6ml/(min·kg)。部分醋酸环丙孕酮以原型排泄,代谢物以 1:2 的比率从尿和胆汁排出,代谢物的排泄半衰期约为 1.8 天。

6. 炔诺酮　口服易吸收,生物利用度平均为 64%,口服后 0.5~4 小时血药浓度达峰,作用持续至少 24 小时。药物血浆蛋白结合率约 80%,半衰期为5~14 小时,胃肠道吸收后经肝代谢,大部分药物与葡糖醛酸结合,随尿排出。

7. 左炔诺孕酮　口服吸收迅速而完全,1 小时后达血药峰浓度,生物利用度为 100%,几乎无首关效应。药物吸收后主要分布于肝、肾、卵巢及子宫,分布半衰期为 50~60 分钟。与血浆蛋白高度结合,42%~68% 与性激素结合球蛋白结合,30%~56% 与白蛋白结合。在肝脏中代谢,清除半衰期为 5.5~10.4 小时,血浆清除率明显较炔诺酮慢,代谢物大多以葡糖醛酸或硫酸结合物的形式从尿液和粪便排出。

8. 己酸羟孕酮　本品结构中含有 17 位酯链,口服吸收困难,多制成油溶液供肌内注射。肌内注射后在局部沉积贮存,缓慢释放,发挥长效作用,维持时间达 1~2 周以上。大鼠肌内注射后的体内半衰期为 10 天左右。

9. 烯丙雌醇　口服吸收完全,2 小时血药浓度达高峰,主要与白蛋白和性激素结合球蛋白结合,血浆清除半衰期为 16~18 小时。70% 在肝内代谢,通过肝脏代谢为无活性的孕烷二醇,代谢产物与葡糖醛酸结合后随尿液排出,30%以原型从肾排出,24~30 小时完全排出。

10. 屈螺酮　口服后吸收迅速而且几乎完全,在单次服药后 1~2 小时可以达到最高血药浓度,生物利用度为 76%~85%,同时进餐对其生物利用度没有影响。每日服药后血药浓度升高 2~3 倍,在 1 个治疗周期的后半周期达到稳态。血清总药量中仅有 3%~5% 以游离形式存在，95%~97% 非特异性地与白蛋白相结合，表观分布容积为 3.7~4.2L/kg。在口服给药后，屈螺酮代谢完全，血浆中的主要代谢产物是通过打开内酯环而产生的屈螺酮的酸形式和通过还原及后续的硫化反应而形成的 4,5- 二氢 - 屈螺酮 -3- 硫酸，同时受 CYP3A4 催化进行氧化代谢。屈螺酮的血清水平呈双相下降清除，终末半衰期约为 31 小时。屈螺酮不以原型排出，代谢产物由粪便和尿液排出。

11. 孕三烯酮　口服从胃肠道吸收完全，通过肝脏首关代谢作用可以忽略不计，达血药浓度峰值时间为 0.5~4 小时，平均为 1.17 小时，半衰期为 5~14 小时，血浆蛋白结合率为 80%，作用时间至少持续 24 小时。主要在肝脏代谢，代谢产物与葡糖醛酸结合后随尿液排出。

12. 孕二烯酮　口服孕二烯酮吸收良好，生物利用度高。该药在血浆中大部分与血浆蛋白结合，75%~87% 与性激素结合球蛋白结合，13%~24% 与白蛋白结合。通过肝脏代谢，少于 1% 以原型随尿液排出。

三、常 用 剂 型

孕激素剂型主要有 6 种：注射剂、片剂、丸剂、胶囊剂、缓释剂、栓剂。给药途径有口服、注射、皮下埋植、阴道或子宫内给药。临床很少以孕激素单独用于性激素治疗。作为激素疗法使用孕激素以口服为主，口服孕激素在肠胃及肝脏被迅速破坏，生物利用度差。但经过微粒化处理后可提高胃肠道吸收率及生物利用度，进餐时服药的生物利用度高于空腹。天然微粉化黄体酮可经阴道吸收，可避免肝脏首关效应，持久平稳地靶向治疗，保证局部高浓度。阴道给药制剂多为局部作用，能有效通过阴道黏膜吸收，可避免口服给药的肝脏首关效应，但可产生子宫首关效应，使药物经阴道黏膜吸收后直接转运到子宫，降低全身不良反应，提高药物的生物利用度。

（一）口服剂型

1. 软胶囊　是指将一定量的液体药物直接包封，或将固体药物溶解或分散在适宜的赋形剂中制成溶液、混悬液、乳液或半固体，密封于球形或椭圆形的软质囊材中制成的胶囊剂。黄体酮软胶囊的内容物由微粉化黄体酮、花生油和大豆磷脂组成，是用明胶制皮膜应用现代纳米技术，将黄体酮经超音速气流粉碎成纳米级超微细粉制成的口服剂型，与注射剂具有生物等效性，且无剂量累加作用。口服微粒化黄体酮的生物利用度为注射剂的 10%，疗效高，既可口服同时也可以阴道给药。与现有的黄体酮产品（黄体酮注射液、黄体酮栓、黄体酮胶囊)相比，软胶囊的特点是比注射剂起效慢，但又比片剂、胶囊、颗粒剂起效快；具有其他剂型所不具备的含量精确、工艺科学、使用方便、生物利用度高、起效快、疗效高等优点。

2. **分散片**　是指在水中可迅速崩解、均匀分散的片剂，相对于普通片剂、胶囊剂等固体制剂，分散片具有制备简单、崩解迅速、吸收快和生物利用度高等特点。常用的分散片有醋酸甲羟孕酮分散片、醋酸甲地孕酮分散片和左炔诺孕酮分散片。

3. **肠溶胶囊**　是在囊壳中加入特殊的药用高分子材料或经特殊处理，使其在胃液中不溶解，仅在肠液中崩解溶化。肠溶胶囊有多种类型：有的将药物直接填充在肠溶胶囊中，有的将包有肠溶衣的载药微丸填充在胶囊内。左炔诺孕酮肠溶胶囊是将药物直接填充在肠溶胶囊壳中，不在胃部溶解，避免了目前口服避孕药由于服药后产生恶心、呕吐而将有效药物成分由胃内呕出的弊端。肠溶胶囊能使使用者服用的剂量更准确，最大限度地保证药物有效率和降低药物副作用。

(二)注射剂型

黄体酮注射液的规格为 1ml：10mg 和 1ml：20mg，为黄体酮的灭菌油溶液，肌内注射后迅速吸收。肌内注射黄体酮安全有效，但存在疼痛、不能长期使用的问题。

(三)宫内缓释系统

左炔诺孕酮宫内缓释系统是放置于宫腔内，局部缓释孕激素以保护非孕期子宫内膜的一种简单、有效和安全的方法。目前国内广泛应用的左炔诺孕酮宫内缓释系统含左炔诺孕酮 52mg，置入宫腔内每天释放左炔诺孕酮 20μg，使用年限可达 5 年，在避孕、减少子宫出血、缓解子宫内膜异位或子宫腺肌病所引起的痛经和出血及控制病灶发展等方面有广泛的用途。

(四)其他

1. **栓剂**　是指药物与适宜的基质制成的具有一定形状的供人体腔道内给药的固体制剂。栓剂在常温下为固体，塞入腔道后在体温下能迅速软化熔融或溶解于分泌液中，逐渐释放药物产生局部或全身作用。黄体酮栓剂经阴道给药，稳定性良好，能够达到吸收目的，药物浓度可达到生理水平，临床疗效确切，无副作用，使用方便。

2. **凝胶剂**　是指药物与能形成凝胶的辅料制成溶液、混悬或乳状液型的稠厚液体或半固体制剂。通常凝胶剂局部用于皮肤及体腔，如鼻腔、阴道和直肠。黄体酮阴道缓释凝胶具有持续释放的特性,使黄体酮的吸收延长,吸收半衰期为 25~50 小时,清除半衰期为 5~20 分钟。主要用于辅助生育技术中黄体酮的补充治疗。

四、药物相互作用

孕激素与其他药物同时应用时,可能发生药动学或药效学方面的相互作用,使其作用效果受到影响。当一种药物改变另一种药物的吸收、分布、代谢或排泄,从而改变其血清浓度及其效应时,药动学相互作用就会发生。因此,减少激素吸收、代谢或排泄的药物可能会影响其生物利用度,并可能影响其作用效果。当一种药物通过协同或拮抗作用直接影响另一种药物的临床作用时,药效学相互作用就会发生。

(一)吸收

药物的吸收可能受到引起呕吐或严重腹泻的药物、螯合药物和改变胃 pH 或肠道转运的药物的影响。引起腹泻或呕吐的药物及增加胃 pH 的药物(包括质子泵抑制剂、抗酸剂和 H_2 受体拮抗剂)可能会降低醋酸乌利司他(UPA)的吸收和疗效。

(二)代谢

细胞色素 P450 是药物代谢中的最重要的酶家族。如果诱导细胞色素 P450 酶,则伴随药物的代谢可能增加,可能会降低临床效果。一旦开始,这些药物可能在 2 天内诱导细胞色素 P450 酶,作用一般在 1 周内最大。停止后,酶一般在 4 周内恢复到以前的活性水平。如果细胞色素 P450 酶被抑制,伴随药物的代谢可能减少,可能导致毒性和副作用增加。

可能降低孕激素水平的酶诱导剂包括苯巴比妥、苯妥英钠、利福平等。

五、主要不良反应

(一)常见不良反应

应用黄体酮等孕激素可能发生的一般不良反应涉及机体多个系统器官,包括生殖系统、消化系统、运动系统、神经系统等,还包括精神方面的不良反应等。

1. 生殖系统　单纯孕激素避孕最常见的临床副作用是月经失调,如不规则出血、点滴出血或闭经。极少数患者可出现突破性出血,一般增加剂量即可防止。可见轻微阴道出血、经期血量改变、闭经、乳房疼痛、性欲改变。

2. 胃肠道　常见恶心、呕吐、腹痛等。

3. 肝脏　常见肝功能改变、黄疸。

4. 中枢神经系统　常见头痛、偏头痛、抑郁、精神紧张。

5. 皮肤　常见皮肤过敏、荨麻疹、瘙痒、水肿。

单纯孕激素常引起出血的不良反应，口服只含有孕激素的避孕药比使用孕激素治疗月经紊乱和作为绝经期激素治疗（menopausal hormone therapy，MHT）的一部分更容易出现突破性子宫出血。孕激素引起体内雌二醇波动低值是导致子宫出血的主要原因，临床上采用补充外源性雌激素或口服复合避孕药治疗可取得一定效果。研究表明脑膜瘤与孕激素密切相关，脑膜瘤组织中存在孕激素受体，约占脑膜瘤患者的 2/3。女性与男性的脑膜瘤发生率之比为 2∶1~3∶1，性别差异造成的患病比例在育龄妇女中尤为突出，妊娠期孕激素升高，脑膜瘤会快速生长。不良反应随孕激素的剂量和剂型不同而有差异。痤疮、多毛等男性化作用多见于使用去甲睾酮衍生物如炔诺酮和炔诺孕酮的患者，这些衍生物也更容易对血脂产生不良影响。孕二烯酮和去氧孕烯对血脂的不良影响比较小，但是这 2 种药物作为复方口服避孕药使用时，相对于炔诺酮和炔诺孕酮而言，发生血栓栓塞的概率增加。孕激素对静脉血栓的影响与药物种类有关，微粒化黄体酮和孕烷衍生物甲羟孕酮不增加静脉血栓风险，而非孕烷衍生物包括诺美孕酮和普美孕酮明显增加静脉血栓栓塞症风险。与服用第一和第二代避孕药的妇女相比，服用屈螺酮和第三代避孕药的妇女患静脉血栓的风险似乎略有增加，为（10~15）/10 000；但妊娠和产后这一比例分别为（5~20）/10 000 和（40~65）/10 000，比药物引起的风险要高。大剂量的孕激素也与血栓栓塞有关。给药途径对血栓的影响不明确，没有足够的证据表明阴道避孕环和避孕贴片比口服避孕药能降低血栓风险。

（二）严重及新发现的不良反应

如果长期大量使用孕激素药物，且缺少医师指导及正规的药物监测，会发生极为罕见的副作用，如胆囊病变、异位妊娠、心肌梗死、血栓性静脉炎、痴呆、乳腺癌和视网膜动脉血栓等。一些研究表明，口服避孕药使用者患缺血性脑卒中和子宫颈癌的风险较高。有限的证据表明，使用复合避孕药的偏头痛妇女患脑卒中的风险比不使用者增加 2~4 倍，使用任何剂量的复合避孕药的妇女患脑卒中的风险均增加。人乳头瘤病毒感染的妇女口服避孕药使用时间越长，患宫颈癌的风险越高。口服避孕药的使用也会增加乳腺肿瘤的患病风险。

由于甲羟孕酮对骨密度的影响，FDA 于 2004 年 11 月发布"黑框"警告：长期使用甲羟孕酮可能导致骨密度显著下降，使用时间越长损失越大，停用后损失可能不会完全逆转。使用甲羟孕酮 2 年或更长时间后 5 年，髋部骨密度也没有完全恢复。但没有高质量的数据证明 DMPA 是否会影响青少年或成人以后的骨折风险。

一些孕激素在妊娠期间使用可导致女婴男性化，这可能与那些激素具有较高的雄激素活性有关，如炔诺酮。一项对照研究表明，妊娠期使用孕激素后，其后代存在尿道下裂的风险。使用地屈孕酮和甲羟孕酮后出现其他生殖泌尿道畸形，使用甲羟孕酮后出现法洛四联症和肾上腺皮质癌，使用炔诺酮、异炔诺酮和炔孕酮后出现胎儿雄性化，使用炔诺酮与炔孕酮后出现脊髓脊膜突出或脑水肿等。

应用孕激素药物时应严密监测患者的反应和检查指标，及时调整剂量和给药方法，提高患者用药的安全性。例如：①严密监测患者的血压、血脂水平，降低心血管疾病的发生风险；②采取阴道给药途径时应与其他阴道给药间隔 6 小时以上，防止影响药物的释放和吸收；③黄体酮会降低葡萄糖耐量，糖尿病患者应用时应严密监测；④当发生视野部分或完全损伤、复视或偏头痛等症状时，应立刻停止用药并进行眼科检查等。

第三节　雌、孕激素复合制剂的药学特点

一、雌、孕激素复合制剂的结构和作用特点

雌、孕激素复合制剂是含有雌激素和孕激素的复方性激素制剂，主要为复方口服避孕药（combined oral contraceptive，COC），临床用于避孕、激素补充治疗、多囊卵巢综合征等，多数具有口服有效、使用方便的特点。雌、孕激素复合制剂是临床上重要的一类复合甾体性激素。

雌、孕激素复合制剂中的大多品种为女性口服避孕药，具有高效、简便、可逆等特点，规律服用后避孕效果显著。对适宜用药的人群，口服避孕药的健康获益大于其可能存在的风险。

雌、孕激素复合制剂中的戊酸雌二醇 / 雌二醇环丙孕酮复合包装、雌二醇 / 雌二醇地屈孕酮复合包装、雌二醇屈螺酮片等已成为雌激素缺乏疾病治疗中最为重要的一类药物。北美绝经协会发布的《2017 年北美绝经协会激素治疗

立场声明》认为,激素治疗(hormone therapy,HT)是对血管舒缩综合征(VMS)及绝经后泌尿道症状(GSM)最有效的疗法,且可有效预防骨质流失和骨折。对于初始治疗年龄低于 60 岁或绝经 10 年以内的有症状的患者,激素补充利大于弊。

(一)构效关系

雌激素和孕激素均为具有环戊烷骈多氢菲母核的甾体激素,本章第一、二节介绍了雌、孕激素的构效关系,本节不再赘述。

(二)体内作用机制

雌激素与靶器官细胞上的雌激素受体(ER)结合后发挥作用,ER 包括 ERα 和 ERβ 2 种亚型,ER 亚型的组织分布以及各亚型的生理学功能具有特异性。ERα 主要分布在生殖器官、乳腺、子宫和卵巢;ERβ 主要分布在非生殖系统。生殖泌尿系统和乳腺是雌激素的最主要的靶向器官。除此之外,人体有许多器官和组织亦是雌激素的靶器官,例如大脑、心血管系统和骨骼等。雌激素可促进脑内 5- 羟色胺的合成,并能提高认知功能,雌激素水平低下是老年女性发生阿尔茨海默病的危险因素;雌激素对于心血管系统具有稳定血压的作用,并可使冠状动脉舒张,适量雌激素可维持纤溶因子和凝血因子之间的动态平衡,可降低心血管疾病的发生率;雌激素可直接作用于骨细胞,或通过调节免疫细胞以及细胞因子促进骨形成。

雌激素与雌激素受体(ER)结合后,再与特殊序列的核苷酸 - 雌激素应答元件结合形成二聚体复合物,其征集辅激活因子(coactivator),包括类固醇受体辅激活因子 -1(steroid receptor coactivator-1)和其他蛋白,引起组蛋白乙酰化,进而引起靶基因启动子区域重新排列,启动转录过程,合成 mRNA 和相应的蛋白质,发挥各种药理作用。雌激素的主要生理作用为促进雌性动物第二性征的发育和性器官的成熟,还与孕激素一起完成性周期、妊娠、哺乳等。临床上用于治疗女性性功能疾病、更年期综合征、骨质疏松症等,且为复方口服避孕药中的重要成分。复方口服避孕药通过抑制排卵来发挥避孕作用。

孕激素与黄体酮受体结合后,受体磷酸化,征集辅激活因子,或直接与通用转录因子相互作用,引起蛋白构象改变,发挥效应。孕激素在雌激素的基础上,促进子宫内膜由增殖期转化为分泌期。绝经期妇女在接受雌激素治疗时加入孕激素,通过孕激素拮抗雄激素的作用,防止雌激素对子宫内膜产生过度刺激引起的增厚。通过调节雌激素和孕激素水平,改善围绝经期综合征和绝经期综合征的临床症状。孕激素拮抗雄激素的作用,可通过抑制垂体促性腺激素的分泌使体内的睾酮水平下降，也可在靶器官竞争取代雄激素，从而使雄激素依赖性疾病的症状受到有效抑制。大剂量孕激素抑制腺垂体 LH 的分泌，抑制排卵，有避孕作用。

雌、孕激素复合制剂联合使用雌激素和孕激素，建立人工月经周期，用于多种雌激素缺乏相关疾病的治疗。

（三）作用特点

雌、孕激素复合制剂大多为口服剂型，其优点是口服有效、服用方便。但对某些患者，不利于个体化调整剂量。

雌、孕激素复合制剂中含炔雌醇的药物多为女性口服避孕药，具有高效、简便、可逆等特点，规律服用后避孕效果显著，有效率可达 99% 以上。对适宜用药的人群，口服避孕药的健康获益大于其可能存在的风险。不利因素是需排除不宜使用的人群，且不规律服药和漏服可导致避孕失败，1 个周期中漏服 3 片及 3 片以上时妊娠的可能性最大。另外还要注意复方口服避孕药与其他药物的相互作用，避免避孕失败。

雌、孕激素复合制剂还用于雌激素缺乏相关疾病的治疗，多数为含有雌二醇、戊酸雌二醇的复方制剂。

1. 雌、孕激素复合制剂中主要雌激素的作用特点

（1）雌二醇：为天然雌激素，具有很强的生物活性，口服绝对生物利用度仅为 5% 即可发挥雌激素的药理活性；在体内一部分转化为弱雌激素活性的雌酮和雌三醇，三者在体内可相互转化；具有强首关效应和肝肠循环。

（2）戊酸雌二醇：口服吸收迅速而完全，食物不影响戊酸雌二醇的生物利用度。吸收后迅速转化为雌二醇及其他形式的雌激素，发挥雌激素的药理效应。

（3）炔雌醇：为一种非常高效的口服雌激素，其口服活性为雌二醇的 10~20 倍，在复方口服避孕药中广泛使用。与孕激素合用，口服 20μg 炔雌醇即能达到抑制卵巢排卵的作用。雌、孕激素复合制剂中的炔雌醇剂量在 20~40μg，多数 ≤ 35μg。进食后炔雌醇的吸收量大约下降 20%，宜餐前或睡前服用。

2. 雌、孕激素复合制剂中主要孕激素的作用特点　醋酸环丙孕酮、地屈孕酮、屈螺酮、去氧孕烯等为雌、孕激素复合制剂中常用的孕激素。炔诺酮为早期使用的孕激素，由于其伴有一定的雄激素活性，现已少用。在长期孕激素管理时，地屈孕酮可充分转化子宫内膜，与其他合成孕激素相比不增加乳腺癌和血栓的风险。屈螺酮具有一定的抗盐皮质激素和抗雄激素作用，且对乳腺的刺激性较小，因而对于代谢和心血管系统疾病具有潜在的益处，并可

能具有更高的乳腺安全性。环丙孕酮具有抗雄激素活性,含环丙孕酮的复方制剂适用于伴高雄激素血症的多囊卵巢综合征患者。

醋酸环丙孕酮、地屈孕酮、屈螺酮、去氧孕烯等为雌、孕激素复合制剂中常用的孕激素。常用的孕激素在治疗剂量下的药理学特性见表2-4。

表2-4 常用的孕激素在治疗剂量下的药理学特性

孕激素	孕激素活性	雌激素活性	糖皮质激素活性	雄激素活性	抗雄激素活性	抗盐皮质激素活性
天然孕酮	+	−	−	−	±	+
环丙孕酮	+	−	±	−	+	−
地诺孕酮	+	−	−	−	+	−
屈螺酮	+	−	−	−	+	+
地屈孕酮	+	−	−	−	−	−
去氧孕烯	+	−	−	±	−	−
炔诺酮	+	−	−	±	−	−
左炔诺孕酮	+	−	−	±	−	−
孕二烯酮	+	−	−	±	−	±
诺孕酮	+	−	−	±	−	−

二、雌、孕激素复合制剂的药动学

临床常用的雌、孕激素复合制剂中的主要雌激素为戊酸雌二醇和炔雌醇,主要孕激素为环丙孕酮、地屈孕酮、屈螺酮、去氧孕烯、炔诺酮。

(一)雌、孕激素复合制剂中主要雌激素的药动学

1. 雌二醇 口服吸收迅速完全,首关效应强,绝对生物利用度仅为口服剂量的5%。单次口服雌二醇1mg,最大血药浓度为22pg/ml,达峰时间为6~8小时。进食对雌二醇的生物利用度无影响。雌二醇存在肝肠循环,终末半衰期为13~20小时。游离雌二醇在循环中仅占1%~2%,绝大部分与血清白蛋白、性激素结合球蛋白结合。雌二醇快速被代谢为雌酮、雌三醇及硫酸雌酮等多种物质,其中雌酮、雌三醇具有雌激素活性。雌二醇的代谢产物经尿和胆汁排泄,半衰期约为1天。

2. 戊酸雌二醇 口服吸收迅速而完全。在吸收和首次通过肝脏的过程中,分解为雌二醇和戊酸。同时,雌二醇进一步代谢为雌酮、雌三醇和硫酸雌酮。口服戊酸雌二醇后，约 3% 的雌二醇得到生物利用。食物不影响雌二醇的生物利用度。服药后通常 4~9 小时达到雌二醇的最高血清浓度，约为 15pg/ml。服药后 24 小时内血清雌二醇浓度下降至约 8pg/ml。雌二醇与白蛋白和性激素结合球蛋白结合，血清中的游离雌二醇为 1%~1.5%，与性激素结合球蛋白结合的部分为 30%~40%。戊酸雌二醇分解为雌二醇后，药物的代谢遵循内源性雌二醇的生物转化途径。雌二醇主要在肝脏代谢，也在肠道、肾、骨骼肌及靶器官代谢。代谢为雌酮、雌三醇、儿茶酚雌激素及这些化合物的硫酸盐、葡糖醛酸化物的形成，雌激素活性明显降低，或甚至无雌激素活性。最终的雌二醇代谢产物主要以硫酸盐及葡糖醛酸化物的形式从尿液中排出。停用戊酸雌二醇后 2~3 天内，雌二醇、雌酮的浓度恢复到治疗前的水平。

3. 炔雌醇　口服可被胃肠道吸收，绝对生物利用度大约为 40%。进食后炔雌醇的吸收量大约下降 20%。t_{max} 为 1~2 小时。表观分布容积为 4~5L/kg。炔雌醇与血清白蛋白的结合率大约为 98.5%，可诱发性激素结合球蛋白或皮质类固醇结合球蛋白升高。炔雌醇具有显著的小肠和肝脏首关效应，并发生肝肠循环。炔雌醇及其氧化代谢产物主要通过与葡糖醛酸苷或硫酸盐共轭结合而代谢。终末处置相半衰期约为 24 小时。

（二）雌、孕激素复合制剂中主要孕激素的药动学

1. 醋酸环丙孕酮　口服后吸收迅速而完全，生物利用度为 88%。单次服药约 1.6 小时后达血清峰浓度 15ng/ml。醋酸环丙孕酮几乎专一性地与血清白蛋白结合，仅 3.5%~4.0% 以游离形式存在。表观分布容积约 986L ± 437L。在肝脏通过 CYP3A4 代谢，几乎能完全代谢。其消除分 2 个时相，分别以半衰期为 0.8 小时和 2.3~3.3 天为特征。代谢物以 1：2 的比率从尿和胆汁排出，代谢物的排泄半衰期约为 1.8 天。

2. 地屈孕酮　口服迅速吸收，生物利用度约为 27%，t_{max} 为 0.5~2.5 小时。平均总量的 63% 随尿液排出，72 小时内可被完全排泄。地屈孕酮在人体内代谢完全，主要代谢物为 20α- 二氢地屈孕酮，它在尿中主要以葡糖醛酸结合物的形式存在。地屈孕酮的平均终末半衰期分别为 5~7 小时和 14~17 小时。

3. 屈螺酮　口服吸收迅速完全，绝对生物利用度为 76%~85%，t_{max} 为 1~2 小时。高脂肪餐使用屈螺酮的吸收减慢，C_{max} 下降大约 40%，但吸收量没有变化。与空腹服药相比，进食对屈螺酮的生物利用度无影响。表观分布容积大约为 4L/kg。屈螺酮与血清蛋白的结合率大约为 97%，不与性激素结合球蛋白或皮质类固醇结合球蛋白结合。屈螺酮口服后广泛代谢，主要代谢产物为内酯环打开形成的酸化屈螺酮及 4, 5- 双氢 - 屈螺酮硫酸酯,此 2 种产物的形成均无 P450 系统的参与。仅少量通过肝 CYP3A4 途径代谢。代谢物没有药理活性,通过粪便及尿排泄,半衰期为 35~39 小时。

4. 去氧孕烯　相对生物利用度大约为 84%,t_{max} 为 1.5 小时。在体内迅速经肝脏代谢转变为具有活性的 3- 酮去氧孕烯。消除半衰期为 38 小时 ±20 小时。经代谢与硫酸盐及葡糖醛酸盐结合后随尿排出。

5. 炔诺酮　口服可从胃肠道吸收,t_{max} 为 0.5~4 小时,平均为 1.17 小时。血浆蛋白结合率为 80%,半衰期为 5~14 小时,作用持续至少 24 小时。大多与葡糖醛酸结合,由尿排出。

三、常 用 剂 型

雌、孕激素复合制剂的上市药品主要剂型为口服剂型,使用方便,但因某些患者出现漏服现象而导致避孕失败。近些年开发了含雌激素、孕激素的透皮贴剂、阴道避孕药环等使用更为方便的非口服剂型,但复方雌、孕激素透皮贴剂及阴道避孕药环也存在一些副作用等不利因素。

1. 口服剂型　戊酸雌二醇片 / 雌二醇环丙孕酮片复合包装由 11 片含戊酸雌二醇(2mg/ 片)的白色片及 10 片含戊酸雌二醇(2mg/ 片)+ 醋酸环丙孕酮(1mg/ 片)的浅橙红色糖衣片组成。适应证为治疗主要与自然或人工绝经相关的雌激素缺乏,及预防原发性或继发性雌激素缺乏所造成的骨质丢失。

雌二醇 / 雌二醇地屈孕酮片复合包装有 1/10 和 2/10 共 2 种剂量配伍,均由 14 片雌二醇和 14 片雌二醇 + 地屈孕酮(10mg/ 片)组成,而雌二醇的剂量在 1/10 剂量的配伍中为 1mg/ 片、在 2/10 剂量的配伍中则为 2mg/ 片。地屈孕酮是一种口服生效的孕激素,其活性相当于肠胃给药的黄体酮,无雌激素和雄激素效应。用于自然或术后绝经所致的围绝经期综合征。

雌二醇屈螺酮片每片含雌二醇 1.0mg 和屈螺酮 2.0mg,是近年新推出的一种孕激素全周期复方制剂。用于绝经超过 1 年的女性所出现的雌激素缺乏症状的激素替代治疗,其不能作为孕激素使用。服用时应使用少量液体整片吞服,最好在每日的同一时间服药。用药时间不受饮食影响。

复方雌孕片含结合雌激素和醋酸甲羟孕酮,有 2 种规格:①结合雌激素 0.625mg 和醋酸甲羟孕酮 2.5mg;②结合雌激素 0.3mg 和醋酸甲羟孕酮 1.5mg。用于雌激素缺乏相关的中、重度血管舒缩症状,预防和控制雌激素缺乏相关的骨质疏松症及萎缩性阴道炎。

复方戊酸雌二醇片每片含戊酸雌二醇（2mg）和炔诺酮（0.7mg）。复方戊酸雌二醇片的适应证为治疗围绝经期和绝经后妇女性激素缺乏综合征。炔诺酮为 10- 去甲睾酮的衍生物，17 位引入乙炔基，是一口服有效的孕激素，有轻度雄激素和雌激素活性。由于炔诺酮有一定的雄激素活性，现已较少选用。

屈螺酮炔雌醇片每片含炔雌醇 0.03mg 或 0.02mg 和屈螺酮 3mg。目前的研究表明，屈螺酮具有一定的抗盐皮质激素和抗雄激素作用，且对乳腺的刺激性较小，因而对于代谢和心血管系统疾病具有潜在的益处，并可能具有更高的乳腺安全性。屈螺酮炔雌醇片在复方口服避孕药中具有一定优势。

炔雌醇环丙孕酮片每片含炔雌醇 0.035mg 和醋酸环丙孕酮 2mg。用于女性口服避孕及女性雄激素依赖性疾病。

去氧孕烯炔雌醇片每片含炔雌醇 0.03mg 或 0.02mg 和去氧孕烯 0.15mg。用于女性口服避孕。去氧孕烯在体内的活性代谢产物为 3- 酮去氧孕烯，它不抑制炔雌醇引起的性激素结合球蛋白增高，因而可使血中的游离睾酮下降。与现有的其他孕激素相比，去氧孕烯的选择性指数（化合物与黄体酮受体的亲和力与该化合物与雄激素受体的亲和力之比）高，因而雄激素活性小。临床也用于治疗多囊卵巢综合征、痛经等。

复方孕二烯酮片每片含炔雌醇 0.03mg 和孕二烯酮 0.075mg。用于女性口服避孕。

复方炔雌醇片每片含炔雌醇 0.035mg、炔诺酮 0.3mg、醋酸甲地孕酮 0.5mg。用于女性口服避孕。

左炔诺孕酮炔雌醇（三相）片分 3 种颜色的片剂，棕色片每片含炔雌醇 0.03mg 和左炔诺孕酮 0.05mg；白色片每片含炔雌醇 0.04mg 和左炔诺孕酮 0.075mg；黄色片每片含炔雌醇 0.03mg 和左炔诺孕酮 0.125mg。用于女性口服避孕。从月经第 3 天开始服用，按照棕色片—白色片—黄色片的顺序连服 21 天，停药 7 日。

2. 其他剂型　复方雌、孕激素透皮贴剂，肌内注射贮库制剂，复方激素性避孕阴道药环已研制成功。这些新型制剂可产生与口服雌、孕激素复合制剂相似的药效，且具有使用方便、依从性较高、避免胃肠道及肝脏降解、血浆药物浓度稳定等优点。

复方雌二醇贴片为大小 5.0cm × 4.1cm 的透皮缓释贴剂，每贴含 10mg 雌二醇和 30mg 醋酸炔诺酮。用于雌激素缺乏所致的潮热、出汗、睡眠障碍、头晕、生殖器萎缩、阴道干涩等症状，并预防绝经后加速骨质丢失而致的骨质疏松症。常与雌二醇缓释贴片序贯使用。贴片粘贴的部位应经常更换,同一部位的皮肤不宜连续贴 2 次,不可贴于乳房部位。

炔雌醇诺孕曲明透皮避孕贴为骨架型系统,由一个薄的 $20cm^2$ 大小的正方形贴片组成,每片含有 0.75mg 炔雌醇和 6mg 诺孕曲明,每日释放约 0.02mg 炔雌醇和 0.15mg 诺孕曲明。从月经第 1 日开始使用贴剂,每周更换 1 次,连续使用 3 贴,之后 1 周不使用。其疗效稳定,禁忌证、风险与口服复方避孕药类似。有限的资料显示,使用透皮避孕贴的患者发生静脉血栓栓塞的风险可能增加。与口服避孕药使用者相比,避孕贴使用者恶心、呕吐、乳房不适、痛经等要更多一些。

复方激素性避孕阴道药环是一柔软的硅橡胶管制成的小环,硅橡胶管中放置与口服避孕药类似的雌、孕激素。将药环置入女性阴道中,药物缓慢、恒定、低剂量释放,被阴道黏膜吸收,发挥避孕作用。阴道药环可连续放置 3 周,取出 1 周。与口服避孕药使用者相比,阴道环使用者的恶心、痤疮、烦躁、抑郁和月经间出血等不良反应则要少一些,阴道环使用者有阴道刺激性和分泌物较多等情况。

四、药物相互作用

1. 肝药酶诱导剂如巴比妥类、利福平、卡马西平、乙内酰脲类、甲丙氨酯、含圣约翰草的中成药等可影响雌、孕激素的作用;细胞色素 P450 系统不参与屈螺酮的主要代谢。

2. 与抗凝剂同用时,可降低抗凝效应。

3. 与三环类抗抑郁药同用时,可增强抗抑郁药的不良反应。

4. 与抗高血压药同用时,可降低降压作用。

5. 降低他莫昔芬的治疗效果。

6. 雌激素增加钙剂的吸收。

7. 口服维生素 C 能明显提高炔雌醇的生物利用度。

8. 在罕见病例中,同时应用某些抗生素(如青霉素和四环素)时,会发生雌二醇水平下降。西咪替丁等 CYP3A4 抑制剂可能抑制雌二醇的代谢。快速饮酒可使循环系统中的雌二醇水平增高。

五、主要不良反应

雌、孕激素复合制剂不良反应的发生与避孕药中雌、孕激素的剂量、种类、比例、用药途径、用药时间等有关。通常分为一般的常见不良反应和严重及新发现的不良反应。

（一）常见不良反应

常见不良反应为类早孕反应、乳房胀痛和阴道出血等。

1. 类早孕反应　少数妇女在服药的 1~2 周期可发生恶心、呕吐、食欲缺乏、肠胀气、头晕、乏力、嗜睡等不良反应。

2. 乳房胀痛　一般不需处理，随服药时间延长，症状可自行消失。

3. 阴道出血　一般发生在服药初期，表现为点滴出血或月经样出血。

4. 月经量减少或停经　雌、孕激素复合制剂抑制子宫内膜增殖，导致月经量减少或停经，一般不需处理，不影响健康，停药后自行恢复正常。

5. 体质量增加　少数妇女服药后体质量增加。复方戊酸雌二醇片等药物长期服用可引起水钠潴留。

6. 糖耐量降低。

7. 其他　皮肤反应、胆石症、喘息、脱发、偏头痛、血栓性静脉炎等。

（二）严重及新发现的不良反应

心血管意外和栓塞、胆汁淤积性黄疸、乳腺疾病、子宫肿瘤（如纤维瘤增加）、肝腺瘤、乳溢（应检查以排除垂体腺瘤）。

第四节　常用 GnRH 药物的药学特点

一、GnRH 药物的结构和作用特点

促性腺激素释放激素（GnRH）是一种由下丘脑弓状核神经细胞周期性脉冲释放的一种十肽激素，直接通过垂体门脉系统输送到腺垂体，调节垂体促性腺激素的合成和分泌。当前，已人工合成大量促性腺激素释放激素类似物（GnRH-A），根据其与受体的不同作用方式，可分为 GnRH 激动剂（GnRH-a）及 GnRH 拮抗剂（GnRH-ant），并用于调节月经及治疗各种性腺激素依赖性疾病。

（一）构效关系

天然 GnRH 可迅速被酶切激活，血浆半衰期仅 2~4 分钟。GnRH-a 在天然 GnRH 十肽的基础上第 6、10 位以不同的氨基酸、酰胺取代原来的氨基酸结构，这种改变可使其在体内不易被肽链内切酶裂解，因而稳定性大大增强、半衰期延长，且与 GnRH 受体的亲和力也大为增强，从而使 GnRH-a 的生物学效应增加 50~200 倍。

GnRH-ant 将天然 GnRH 的第 1、第 2、第 3、第 6 和第 10 位以不同的氨基酸和酰胺取代原来的氨基酸结构,它与垂体 GnRH 受体竞争性结合,抑制垂体促性腺激素的释放,起效快、作用时间短,停药后垂体功能即迅速恢复,抑制作用为剂量依赖性,发挥线性药动学。

(二)作用特点

GnRH-a 包括亮丙瑞林、布舍瑞林、戈舍瑞林和曲普瑞林。GnRH-a 能刺激腺垂体分泌促性腺激素,即卵泡刺激素(FSH)和黄体生成素(LH)。LH 能促使男性睾丸间质合成和分泌雄激素,LH 和 FSH 的双重作用则可促进女性卵巢合成和分泌雌激素。GnRH-a 给药后引起促性腺激素的大量分泌,而持续使用 GnRH-a 会导致 GnRH 受体的下调。GnRH-a 与 GnRH 受体结合形成激素-受体复合物,刺激垂体促性腺激素急剧释放(flare up),在首次给药的 12 小时内血清 FSH 浓度上升 5 倍、LH 上升 10 倍。若 GnRH-a 持续使用,则垂体细胞表面可结合的 GnRH 受体减少,对进一步的 GnRH-a 刺激不敏感,使 FSH、LH 分泌处于低水平,卵泡发育停滞,性激素水平下降,用药 7~14 天达到药物性垂体-卵巢去势,对 LH 的抑制作用大于 FSH,相当于阻止垂体的 LH 分泌,从而阻断睾酮的合成与分泌,达到与睾丸切除相当的效果,在女性则阻断雌激素的合成与分泌而达到相当于卵巢切除的效果。故而可用于治疗激素依赖性前列腺癌和乳腺癌,也适用于子宫内膜异位症。

GnRH-ant 包括西曲瑞克、加尼瑞克。GnRH-ant 可诱发剂量依赖性低雌激素状态,进而抑制子宫内膜细胞增殖。GnRH-ant 给药后立即生效,不会造成黄体生成素和卵泡刺激素水平的初始激增,也无须等待 7~14 日才达到 GnRH 抑制状态。症状缓解及不良事件也呈剂量依赖性。

二、GnRH 药物的药动学

(一)GnRH-a 的药动学

1. 亮丙瑞林 肌内注射亮丙瑞林 4 小时血药浓度可达峰值。亮丙瑞林的平均稳态分布容积为 27L,血浆蛋白结合率为 43%~49%。亮丙瑞林的代谢产物为一些无活性的多肽片段,包括五肽(主要代谢产物)、三肽和二肽,这些多肽片段可进一步降解。亮丙瑞林的终末消除半衰期接近 3 小时。至少 5% 的药物以原型和代谢物(五肽)的形式随尿液排泄。

2. 布舍瑞林 皮下注射布舍瑞林 42 分钟血药浓度可达峰值;经鼻给药 38~58 分钟达峰值,经鼻给药的生物利用度为 2.5%~3.3%。布舍瑞林的分布容积未见报道。布舍瑞林的血浆蛋白结合率为 15%，可分布于肝、肾、脑垂体、甲状腺。布舍瑞林的代谢产物为无活性的五肽（5~9）或小于五肽的代谢物。布舍瑞林的消除半衰期为 72~80 分钟。皮下给药后 13%~30% 的药物以原型和代谢物的形式随尿液排泄；经鼻给药后仅少量（＜1%）随尿液排泄。

3. 戈舍瑞林　皮下注射戈舍瑞林后，男性患者 12~15 日可达血药浓度峰值，女性患者 8~22 日可达血药浓度峰值。男、女性中的表观分布容积分别为 44.1 和 20.3L，血浆蛋白结合率为 27.3%。戈舍瑞林在肝脏内被降解。男、女性中戈舍瑞林的消除半衰期分别为 4.2 和 2.3 小时。90% 以上的药物随尿液排泄，其中约 20% 为原型药物。

4. 曲普瑞林　皮下注射曲普瑞林普通制剂 15 分钟血药浓度达峰，而注射曲普瑞林微球制剂后 7 日达峰值。曲普瑞林在不同疾病状态下的表观分布容积存在差异，健康受试者、肾功能不全和肝功能不全者中的表观分布容积分别为 31.2L、45.2~47.1L 和 34.7L。曲普瑞林的血浆蛋白结合率尚未见报道。曲普瑞林的代谢机制尚不清楚，可能在组织、血浆或肾脏中降解。曲普瑞林在不同疾病状态下的消除半衰期存在差异，健康受试者、肾功能不全和肝功能不全者的消除半衰期分别为 2.81 小时、7.58 小时和 6.56~7.65 小时。不同疾病状态下的清除情况也存在差异，健康受试者、肾功能不全和肝功能不全者的药物随尿液的排泄率分别为 41.7%、62% 和 5%~17%。

（二）GnRH-ant 的药动学

1. 西曲瑞克　皮下注射西曲瑞克 1 小时血药浓度可达峰值。西曲瑞克的表观分布容积为 1.16L/kg，血浆蛋白结合率为 86%。静脉和皮下给药后的平均终末半衰期分别约为 12 和 30 小时。

2. 加尼瑞克　皮下注射加尼瑞克 1~1.6 小时血药浓度可达峰值。加尼瑞克的表观分布容积为 44L，血浆蛋白结合率为 82%。加尼瑞克在体内通过限制酶促降解，主要代谢产物为 1-4 肽或 1-6 肽。其消除半衰期为 13~16 小时。17%~18% 的药物随尿液排泄。

三、常 用 剂 型

GnRH-a 为小肽分子，易被胃肠道蛋白水解，口服和直肠使用的生物效能非常低（为非肠道的 0~1%）。现在临床常用的 GnRH-a 包括注射剂型及鼻内喷雾剂型。肌内注射缓释制剂可以维持药物治疗水平达 28~35 天，所以每月肌内注射 1 次对于维持降调是足够的。鼻内喷雾的生物效能仅 3%~5%，每天需使用2~6次来维持刺激和降调的效果,但国内尚无鼻喷剂型。

GnRH-ant 可以口服给药,与 GnRH-a 相比给药更方便,但目前上市的 GnRH-ant 仅有注射剂型。

GnRH 制剂的常用剂型见表2-5。

表 2-5　GnRH 制剂的常用剂型

分类	药物	给药途径	剂型
GnRH-a	亮丙瑞林	皮下注射;肌内注射	微球粉针剂;缓释微球;缓释粉针剂
	布舍瑞林 *	皮下注射;皮下埋植;经鼻给药	注射液;植入剂;鼻喷剂
	戈舍瑞林	皮下注射	注射液;缓释植入剂
	曲普瑞林	皮下注射;肌内注射	注射液;粉针剂
GnRH-ant	西曲瑞克	皮下注射	粉针剂
	加尼瑞克	皮下注射	注射液

注:* 我国未上市。

四、药物相互作用

GnRH-a 与其他药物合用时发生的相互作用主要表现为降低 GnRH-a 的疗效及延长 Q-T 间期(表2-6)。西曲瑞克与经细胞色素 P450 代谢的药物或葡萄糖苷化的药物以及以其他方式结合的药物均不发生相互作用。加尼瑞克与其他药物的相互作用尚不明确。

表 2-6　GnRH-a 的常见药物相互作用

GnRH-a	联合用药	相互作用
亮丙瑞林	性激素类化合物、雌二醇衍生物、雌激素三醇衍生物、雌激素和黄体酮组合化合物、性激素混合物等	降低亮丙瑞林的临床疗效
戈舍瑞林、曲普瑞林	奎尼丁、丙吡胺、胺碘酮、索他洛尔、多非利特、伊布利特、美沙酮、莫西沙星、氯氮平等	延长 Q-T 间期

五、主要不良反应

GnRH-a 最常见的不良反应主要与 GnRH-a 引起的垂体去势作用造成血液中的性激素水平下降有关,主要症状表现为潮热、多汗、性欲降低、阴道萎缩、阴道干燥、规律性月经样出血、经前综合征、乳房增大、勃起功能障碍和情绪不稳定。可见神经系统(感觉异常、脊柱压迫、头痛)、循环系统(血压异常、心悸)、血液系统(贫血)、呼吸系统(间质性肺炎、呼吸困难、嗅觉障碍)、肌肉骨骼系统(骨骼疼痛、骨密度下降)、泌尿生殖系统(尿频、夜尿、排尿困难)、肝功能障碍、其他(皮疹、注射部位反应、体重增加等)不良反应。此外,偶见药物超敏反应(包括皮疹、面部肿胀、呼吸困难等)、关节痛、乳房触痛、高钙血症等不良反应。

GnRH-ant 最常见的不良反应为注射部位局部皮肤反应,表现为皮肤发红、瘙痒,伴或不伴肿胀。其他与辅助生殖技术控制性卵巢刺激治疗相关的不良反应包括盆腔疼痛、腹胀、卵巢过度刺激综合征、异位妊娠及自然流产。此外,偶见药物超敏反应、头痛、恶心。

第五节　其他性激素药物的药学特点

临床常用的其他性激素药物主要为替勃龙。替勃龙是一种具有雌激素、孕激素、雄激素活性的甾体药物。1987 年在荷兰,1993 年在中国批准上市。适应证为妇女自然绝经 1 年后和手术绝经所引起的低雌激素症状,广泛用于治疗女性更年期综合征。在许多国家替勃龙也被批准用于预防绝经妇女骨质疏松症,中国上市的替勃龙片未批准该适应证。此外,临床上替勃龙还用于绝经相关的性功能障碍、卵巢功能早衰、促性腺激素释放激素激动剂治疗中的反向添加疗法、绝经后取环等。

绝经期激素治疗(MHT)是解决绝经相关问题的最有效的治疗方案。MHT是缓解更年期各种症状的最有效的措施,是预防骨质疏松症的有效方法。由于替勃龙是一种组织选择性雌激素活性调节剂(selective tissue estrogen activity regulator, STEAR),对情绪异常、睡眠障碍和性欲低下有较好的效果,对乳腺的刺激性较小,可能具有更高的乳腺安全性。

一、构 效 关 系

替勃龙(tibolone)的结构与炔诺酮类似,又被称为 7- 甲基异炔诺酮。与炔诺酮类似,具有孕激素活性及弱的雄激素活性。不同的是,替勃龙的体内主要代谢产物 3α-OH- 替勃龙和 3β-OH- 替勃龙具有雌激素活性。因此,替勃龙具有独特的雌激素、孕激素、雄激素三重药理作用。替勃龙稳定卵巢功能衰退的更年期妇女的下丘脑 - 垂体系统，明显抑制血浆卵泡刺激素水平。

替勃龙（tibolone）　　　　　　炔诺酮（norethisterone）

异炔诺酮（norethynodrel）

二、体内作用机制

替勃龙口服吸收后迅速代谢为多种化合物，如 3α-OH- 替勃龙、3β-OH- 替勃龙、△4- 异构体等。替勃龙的活性主要依赖组织局部酶的活性和组织特异性代谢机制，在不同的组织中发挥不同的效应，故称为 STEAR。3α-OH- 替勃龙和 3β-OH- 替勃龙与雌激素受体结合表现出雌激素样作用，主要作用于骨骼和阴道，还可与雄激素代谢产物一起缓解潮热，并能改善情绪和性功能。△4- 异构体主要与孕激素受体和雄激素受体结合，能够拮抗雌激素对子宫内膜的刺激性，保护子宫内膜。替勃龙在乳腺能够抑制内源性硫酸雌酮转化为有活性的激素类雌酮和 17β- 雌二醇，这种组织选择性作用可使乳腺密度降低、增生减少，使对乳腺组织的刺激性最小化。

三、作用特点

替勃龙通过 3 种代谢产物在不同的组织中发挥不同的效应：在泌尿生殖道、骨骼、大脑等主要发挥雌激素作用，但在子宫内膜呈弱孕激素作用；在肝脏及大脑发挥弱雄激素效应；而在乳腺中则以无活性的硫酸盐形式存在。因此，替勃龙对情绪异常、睡眠障碍和性欲低下有较好的效果，对乳腺的刺激性较小，可能具有更高的乳腺安全性。因其在子宫内膜处具有孕激素活性，有子宫的绝经期妇女应用本药时不必加用其他孕激素。本药适合于更年期或手术绝经妇女激素补充治疗。绝经后妇女每天口服 2.5mg 替勃龙，能减轻潮热、出汗、精神抑郁等症状；且能抑制骨组织丢失，防治骨质疏松症。

　　替勃龙对黄体生成素的抑制作用较轻，不影响泌乳素，对育龄妇女有抑制排卵的作用，但不能用于避孕。

　　每天 2.5mg 替勃龙的剂量一般对绝经期妇女的子宫内膜无刺激作用，极少数患者有轻微的子宫内膜增生。子宫内膜增生不随时间而增加，不会诱发停药出血或男性化。在一项长达 5 年的安全性研究中，替勃龙对肝脏与凝血系统无影响。

四、药　动　学

　　替勃龙口服吸收迅速而广泛，食物不影响其吸收。吸收后迅速转化为多种形式，替勃龙的血浆水平很低，其 △4- 异构体的血浆水平也很低，3α-OH-替勃龙和 3β-OH- 替勃龙的血浆峰浓度较高，但不会蓄积。2.5mg 替勃龙单剂量（SD）及多剂量（MD）口服给药后的药动学参数见表 2-7。

表 2-7　替勃龙（2.5mg）的药动学参数

	替勃龙		3α-OH- 替勃龙		3β-OH- 替勃龙		△4- 异构体	
	SD	MD	SD	MD	SD	MD	SD	MD
C_{max}/(ng/ml)	1.37	1.72	14.23	14.15	3.43	3.75	0.47	0.43
t_{max}/ 小时	1.08	1.19	1.21	1.15	1.37	1.35	1.64	1.65
$t_{1/2}$/ 小时			5.78	7.71	5.87			
AUC_{0-24}/ (ng·h/ml)			53.23	44.73	16.23	9.20		

五、常　用　剂　型

　　替勃龙目前市场仅有口服片剂，一片 2.5mg。一般一次 1 片，一日 1 次，服用方便，最好每天在同一时间服用。用药剂量应遵循个体化原则，采用最低有效剂量，如某些患者每天服用半片（1.25mg）即可达到治疗作用。

六、药物相互作用

1. 替勃龙可升高纤维蛋白溶解活性,增强华法林等抗凝剂的作用。同时使用替勃龙和华法林时应注意监测凝血指标,尤其在开始或停止使用替勃龙时,注意根据监测结果调整华法林的用量。

2. 巴比妥类药物、卡马西平、海洛因、利福平等酶诱导剂可加快替勃龙的代谢,从而降低其活性。

3. 替勃龙可中等程度影响细胞色素 P450 3A4 底物咪达唑仑的药动学,注意替勃龙与细胞色素 P450 3A4 底物药物间的相互作用。

七、主要不良反应

替勃龙具有良好的耐受性,治疗过程中副作用发生率低。与其他雌、孕激素复合制剂相比,替勃龙引起乳腺癌风险及静脉血栓栓塞风险的根据尚不确定。

（一）常见不良反应

体重变化、阴道出血、阴道炎、子宫内膜增厚、乳房不适、眩晕、头痛、偏头痛、视觉障碍（包括视物模糊）、肠胃不适、皮疹、皮脂分泌过多、痤疮、面部毛发生长增加、抑郁、肝功能异常、胫骨前水肿、关节痛、肌痛等。

（二）严重及新发现的不良反应

静脉栓塞、肝功能异常、胆道阻塞性黄疸等。

（编者：汤　静　鄢　丹　邵　云　张伶俐

审校：郑彩虹）

参 考 文 献

[1] MEYER M R, PROSSNITZ E R, BARTON M. The G protein-coupled estrogen receptor GPER/GPR30 as a regulator of cardiovascular function[J]. Vascul Pharmacol, 2011, 55(1-3): 17-25.

[2] PROSSNITZ E R, BARTON M. The G protein-coupled estrogen receptor GPER in health and disease[J]. Nat Rev Endocrinol, 2011, 7(12): 715-726.

[3] BARONE I, BRUSCO L, FUQUA S A. Estrogen receptor mutations and changes in downstream gene expression and signaling[J]. Clin Cancer Res, 2010, 16(10): 2702-2708.

[4] ZURTH C, SCHUETT B, CASJENS M, et al. Pharmacokinetics and adhesion of a transdermal

patch containing ethinyl estradiol and gestodene under conditions of heat，humidity，and exercise: a single-center, open-label, randomized, crossover study[J]. Clinical Pharmacology in Drug Development，2015，4(4)：245-255.

[5] STANCZYK F Z, ARCHER D F, BHAVNANI B R. Ethinyl estradiol and 17 β -estradiol in combined oral contraceptives：pharmacokinetics, pharmacodynamics and risk assessment[J]. Contraception，2013，87(6)：706-727.

[6] GOETZ M P, SANGKUHL K, GUCHELAAR H J. Clinical Pharmacogenetics Implementation Consortium (CPIC) Guideline for CYP2D6 and Tamoxifen Therapy[J]. Clin Pharmacol Ther，2018，103(5)：770-777.

[7] 熊巍，赵佳佳，王凌，等. 他莫昔芬药物基因组学研究进展 [J]. 药学学报，2016，51(9)：1356-1367.

[8] 卫生部合理用药专家委员会. 中国医师药师临床用药指南 [M]. 2 版. 重庆：重庆出版集团重庆出版社，2014.

[9] 张钰宣，梅丹. 临床常用雌孕激素制剂的药学特点 [J]. 实用妇产科杂志，2011，27(1)：1-3.

[10] LEE W L, CHENG M H, TARNG D C, et al. The benefits of estrogen or selective estrogen receptor modulator on kidney and its related disease-chronic kidney disease-mineral and bone disorder：Osteoporosis[J]. Journal of the Chinese Medical Association，2013，76(7)：365-371.

[11] BARLETTA J F, COOPER B, OHLINGER M J. Adverse drug events associated with disorders of coagulation[J]. Critical Care Medicine，2010，38：S198-S218.

[12] FRIIS S, KESMINIENE A, ESPINA C, et al. European code against cancer 4th edition：medical exposures，including hormone therapy，and cancer[J]. Cancer Epidemiology，2015，39：S107-S119.

[13] 谢幸，苟文丽. 妇产科学 [M]. 8 版. 北京：人民卫生出版社，2013：19.

[14] SUN J, WALKER A J, DEAN B, et al. Progesterone：The neglected hormone in schizophrenia? A focus on progesterone-dopamine interactions[J]. Psychoneuroendocrinology，2016，74：126-140.

[15] 刘颖，谢梅青. 孕激素受体发挥作用的机制及其调控因素 [J]. 国际妇产科学杂志，2012，39(6)：570-573.

[16] 李继俊. 妇产科内分泌治疗学 [M]. 3 版. 北京：人民军医出版社，2014：69.

[17] 朱依谆，殷明. 药理学 [M]. 8 版. 北京：人民卫生出版社，2016：415.

[18] 雷贞武，周静. 皮下埋植避孕剂出血不良反应及安全性的研究进展 [J]. 国际生殖健康 / 计划生育杂志，2011，30(6)：425-428,432.

[19] PERAGALLO URRUTIA R, COEYTAUX R R, MCBROOM A J, et al. Risk of acute thromboembolic events with oral contraceptive use: a systematic review and meta-analysis[J].

Obstet Gynecol, 2013, 122(2 Pt 1): 380-389.

[20] GIERISCH J M, COEYTAUX R R, URRUTIA R P, et al. Oral contraceptive use and risk of breast, cervical, colorectal, and endometrial cancers: a systematic review[J]. Cancer Epidemiol Biomarkers Prev, 2013, 22(11): 1931-1943.

[21] TEPPER N K, WHITEMAN M K, ZAPATA L B, et al. Safety of hormonal contraceptives among women with migraine: A systematic review[J]. Contraception, 2016(94): 630-640.

[22] 中华医学会妇产科学分会绝经学组. 绝经期管理与激素补充治疗临床应用指南(2012 版)[J]. 中华妇产科杂志, 2013, 48(10): 795-799.

[23] 复方口服避孕药临床应用中国专家共识专家组. 复方口服避孕药临床应用中国专家共识 [J]. 中华妇产科杂志, 2015, 50(2): 81-91.

[24] 中华医学会生殖内分泌学组. 辅助生殖促排卵药物治疗专家共识 [J]. 生殖与避孕, 2015, 35(4): 211-223.

[25] 赵霞, 张伶俐. 临床药物治疗学: 妇产科疾病 [M]. 北京: 人民卫生出版社, 2016.

[26] 乔杰. 辅助生育技术促排卵药物治疗共识专家解读 [M]. 北京: 人民卫生出版社, 2016.

[27] 郎景和, 冷金花, 王泽华, 等. 促性腺激素释放激素激动剂在子宫内膜异位症和子宫平滑肌瘤治疗中的应用专家意见 [J]. 中华妇产科杂志, 2017, 52(2): 77-81.

[28] 中华医学会妇产科学分会绝经学组. 替勃龙临床用药指导建议 [J]. 中国实用妇科与产科杂志, 2013, 29(11): 911-913.

[29] HUANG K E, BABER R, ASIA PACIFIC TIBOLONE CONSENSUS GROUP. Updated clinical recommendations for the use of tibolone in Asian women[J]. Climacteric, 2010, 13 (4): 317-327.

第三章 雌、孕激素及 GnRH 制剂的药学监护

第一节 雌激素制剂临床应用的药学监护

一、雌激素制剂临床应用的药学监护要点

雌激素制剂包括天然雌激素类、半合成雌激素类和合成雌激素类（又称非甾体雌激素），在生殖内分泌疾病、辅助生殖等的激素治疗中应用广泛，且其用法用量因病而异，不良反应发生率高，禁忌证较多。因此，对使用雌激素的患者，特别是特殊生理、病理条件以及合并较多基础疾病的患者，临床药师应常规进行药学监护。

针对雌激素制剂的药学监护应做到以药物为基础、以患者为整体来开展，应对患者实施全面、动态和规范的监护过程，尤其是对患者的利益/风险进行评估。一般来讲，分为以下 3 个步骤：

1. 治疗前评估 对患者进行治疗前评估的目的主要在于评估患者的疾病情况和当前身体状况，以判断患者是否确需使用雌激素制剂、能否使用雌激素制剂，以及告知患者如何正确使用雌激素制剂。

（1）治疗前的风险评估：在患者治疗之前，临床药师应特别了解患者是否具有应用雌激素制剂的禁忌证，判断是绝对禁忌证还是相对禁忌证；了解患者是否曾有应用雌激素制剂的过敏史或其他药物的不良反应史；了解患者是否存在不适于使用雌激素制剂的特殊生理、病理情况，包括年龄、妊娠期或哺乳期，有无严重的肝、肾功能障碍等，尤其应关注患者是否有静脉血栓栓塞或既往有因使用雌激素出现血栓栓塞的情况。临床药师还应特别对患者现有疾病的药物治疗情况，是否存在可能与雌激素制剂发生不良相互作用的合并用药，以及对患者雌激素治疗的个体获益及可能的风险进行充分评估。

（2）如果确实需要以及可以使用雌激素制剂，则应考虑使用何种剂型。国

内目前常用的雌激素药物有口服剂型、注射剂型、经皮用制剂和经阴道用制剂等。其中，口服雌激素使用方便、价格相对便宜、患者的依从性较好，但因存在肝脏首关效应，可能对凝血系统造成影响，不宜用于有血栓形成高危因素的患者；经皮吸收雌激素首先进入体循环，避免肝脏首关效应，对于有肝胆功能障碍和血栓形成高危因素的患者更安全；经阴道用雌激素为泌尿生殖道局部用药，这是女性特有的一种给药方法，全身不良反应少，无胃肠道刺激性，为阴道干涩、性交疼痛以及萎缩性阴道炎等泌尿生殖道萎缩症状的首选治疗药物。临床药师应比较各种雌激素制剂的特点和给药途径的优缺点，确保选用的雌激素制剂对于特定的患者最符合"安全、有效、经济"的优化标准。

（3）告知患者正确的用药方法：临床药师应结合不同雌激素制剂的给药途径和用法用量，对患者开展用药教育，内容应包括但不局限于给药剂量、给药间隔、给药疗程、忘记用药的处理方法等。

2. 治疗中监护　临床药师在整个治疗过程中应对患者开展动态的药学监护，密切关注治疗的有效性、患者的依从性、药物相互作用、药物不良反应以及用药期间的利益 / 风险评估。

（1）治疗的有效性：应根据患者的用药目的和疾病情况评估临床症状、体征是否有所改善。

（2）治疗的安全性：在关注疗效的同时，应关注患者用药之后是否出现药物相关的不良反应及一些可能加大用药风险的基础疾病，如出现凝血功能异常、长期卧床、静脉曲张等可能导致凝血风险增大的情况；按照雌激素制剂相关禁忌证和注意事项定期对患者进行病史询问和体格检查，包括宫颈细胞学、乳腺、血压和肝功能检查等；尤其要重点关注患者是否出现第 1 次发生偏头痛或频繁发作少见的严重头痛、突发性感觉障碍（如视觉或听觉障碍）、血栓性静脉炎或血栓栓塞的前兆指征（如异常的腿痛或腿肿、不明原因的呼吸或咳嗽时的刺痛感）、胸部疼痛及紧缩感、癫痫发作次数增加、血压显著升高、胆汁淤积性黄疸或胆汁淤积性瘙痒、良性乳腺疾病、子宫肿瘤、肝腺瘤、乳溢等严重不良反应，如出现上述任何 1 种情况，应及时评估是否需要终止治疗。

（3）用药教育：在治疗持续的整个过程中都应帮助患者加深对按时、规律用药的重要性的认识，教育患者如何准时、正确地用药，并告知患者忘记服药的补救措施。鼓励患者掌握和正确描述自身疾病的基本情况，教会患者对可能发生的不良反应症状的辨别及简单的处理措施。针对患者的自身情况开展个体化的用药教育，注意避免可能发生相互作用的药物和食物，在保证药物治疗效果的同时降低不良反应的发生率。

3. 长期治疗的监护　针对需要长期应用雌激素制剂治疗的患者,如围绝经期综合征的激素替代治疗,定期随访和监护是开展雌激素制剂药学监护工作不可或缺的组成部分。要告诫患者定期复查的重要性,必须定期体检(每6~12 个月 1 次),主要应检查激素水平、血压、肝功能、乳腺、子宫内膜厚度、阴道脱落细胞、宫颈细胞学等,以评估疗效及进行必要的用药调整。在提高患者用药依从性的前提下继续开展包括如何正确用药、如何观察疗效和不良反应等事项的用药教育工作。

二、特殊生理、病理人群的药学监护要点

1. 老年用药者的药学监护　老年人一般指年龄超过 65 岁的人。随着年龄增长,老年人的各脏器生理功能减弱,加之老年人对药物的处置和药物的反应性等发生改变,使得老年人用药的不良反应发生率明显增高。再加上老年人的生活环境、家庭、经济条件等因素的影响,使得老年患者的药物治疗显得更为复杂,所以老年人用药应尽量遵循个体化给药的原则。

(1)老年人的胃肠道活动减弱、胃排空和肠蠕动减慢、肠道和肝血流量减少、肝药酶合成减少和活性降低、肌酐清除率降低等生理性的改变对雌激素制剂的药动学和药效学特征并无大的影响,无须调整剂量或改变给药时间,但治疗时仍应以最低有效剂量开始治疗。

(2)老年人多患慢性疾病而往往需要长期用药,因此在选择雌激素制剂时应以简单明了、易于执行为原则,以缓解症状、减轻痛苦为目的。宜选择不良反应少或轻的药物如阴道用雌激素制剂,以及给药频次低的药物如经皮给药的雌激素制剂,以增加患者的依从性。

2. 儿童用药者的药学监护　雌激素制剂易引起儿童性早熟及骨骼早期闭合,可能导致身材矮小,一般不应用于儿童。但对于因促性腺激素或性激素缺乏而导致性腺功能减退或青春期延迟的儿童,可能给予包括雌激素在内的性激素和生长激素治疗。为了避免引起骨骺早闭,雌激素、孕激素替代治疗一般从 13~14 岁开始,持续到 40~50 岁,药学监护要点参照本节第一部分。如果患者在骨骼发育完成前使用雌激素,在用药期间应定期监控其对骨骼成熟度和骨骺中心的影响。另外,一些外用雌激素制剂如普罗雌烯乳膏,局部外用可用于青春期前女孩的小阴唇粘连,用药过程中应着重对可能出现的局部刺激性、瘙痒、过敏反应等开展药学监护及用药教育。

3. 妊娠期用药者的药学监护　妊娠期禁用雌激素制剂。

4. 哺乳期用药者的药学监护　雌激素制剂可能降低母乳量和营养价值，且可用于产后不计划哺乳的妇女以抑制乳汁分泌。因此，哺乳期妇女不宜使用。

5. 肝、肾功能异常者的药学监护

（1）肝功能异常者的药学监护：肝功能不全时，肝药酶活性降低，使得主要经肝脏代谢的雌激素制剂易于在体内蓄积，毒性作用或不良反应也随之增加；同时，雌激素可由于自身或其代谢物的作用而造成肝脏的进一步损害（即药物对肝脏的毒性），进而影响临床用药的安全性和有效性。另外，胆汁排泄障碍是肝脏疾病患者对药物发生毒性反应的重要原因之一，而雌激素可能影响胆汁分泌，尤其是对已有胆汁淤积（如原发性胆汁性肝硬化）的患者。因此，重度肝脏疾病患者禁用雌激素制剂；对于非重度肝功能异常患者，应尽可能选择无肝脏首关效应的雌激素制剂，如经阴道用或经皮用雌激素制剂，以增加药物治疗的安全性，但无论使用何种雌激素制剂，用药期间均需密切监测并应定期检查肝功能，一旦出现肝功能指标恶化，应停止雌激素治疗；使用雌激素可能增加肝静脉栓塞、胆囊结石、肝脏腺瘤、肝细胞癌等肝病的发生率，所以患有慢性肝病的患者应避免使用雌激素制剂。

（2）肾功能异常者的药学监护：肾功能不全时，药物的肾脏排泄速度减慢或清除率降低，主要经肾脏排泄的药物及其活性代谢产物容易在体内蓄积。雌激素制剂的代谢产物以硫酸盐及葡糖醛酸化物的形式从尿中排出，肾功能不全者应用雌激素制剂时应慎重，无须调整用药剂量，但应注意监测不良反应，定期监测肾功能。

第二节　孕激素制剂临床应用的药学监护

目前临床上应用的孕激素制剂种类繁多，有相似之处又各有差异，主要分为天然孕激素和人工合成孕激素及其衍生物两大类。天然孕激素主要为各种剂型的黄体酮制剂。人工合成孕激素及其衍生物种类繁多，如 17α-羟孕酮类（醋酸甲羟孕酮、甲地孕酮、环丙孕酮等）、19-去甲睾酮类（炔诺酮、去氧孕烯、孕二烯酮等）、19-去甲孕酮类（地美孕酮、曲美孕酮、诺美孕酮等）、螺旋内酯衍生物（螺内酯）孕激素制剂的临床应用非常广泛，主要在妇科内分泌治疗、药物避孕、辅助生殖、围生医学领域等使用。

　　孕激素类药物的不良反应大多轻微，但也可发生严重不良反应。对使用孕激素制剂的患者，临床药师需注意进行药学监护，长期使用的患者还需进行用药后的随访。尤其是对于妊娠期使用孕激素大剂量或长期治疗的患者，不仅需要进行孕期用药的监护，还要观察、随访用药结束后的胎儿发育及出生后的健康状况。药学监护应是全面、动态和规范的过程，分为治疗前评估、治疗中监护、治疗后监护、监测与随访、患者教育几个阶段。

一、治疗前评估

　　对患者进行治疗前评估的目的在于评价患者的基本身体状况，判断患者是否有应用孕激素的适应证、是否存在禁忌证、选用何种孕激素制剂最佳、存在哪些用药风险等。应进行充分的问诊、体格检查及必要的医学检查检验。临床药师应注重查看患者正在服用的药物，分析与拟用的孕激素是否存在药物相互作用，并注意询问患者的药物、食物或其他物质过敏史。

（一）明确适应证

　　使用孕激素治疗应有明确的适应证，如人工月经周期、功能性子宫出血、子宫内膜异位症、痛经、子宫内膜增生过长或腺癌、避孕、先兆流产和习惯性流产、先兆早产、辅助生殖中的黄体支持、乳腺癌的治疗等。黄体酮、地屈孕酮、烯丙雌醇常用于保胎治疗，说明书有适应证或相关指南有一定的支持，但其疗效仍有争议。黄体酮等药物不适用于所有自发性流产，尤其是对遗传因素造成的流产无效。其他种类的孕激素不可用于妊娠期保胎。各种常用孕激素制剂的说明书适应证见表 3-1。

表 3-1　常用孕激素制剂的说明书适应证

药品通用名	适应证	给药途径
黄体酮胶囊	先兆流产和习惯性流产、经前期紧张综合征、无排卵性功能失调性子宫出血、无排卵性闭经、与雌激素联合治疗更年期综合征	口服
黄体酮软胶囊	用于治疗由黄体酮缺乏引起的功能障碍，也有助于妊娠	口服、阴道
黄体酮注射液	用于月经不调如闭经和功能性子宫出血、黄体功能不足、先兆流产和习惯性流产（因黄体不足引起者）、经前期紧张综合征的治疗	肌内注射

续表

药品通用名	适应证	给药途径
黄体酮阴道缓释凝胶	用于辅助生育技术中黄体酮的补充治疗	阴道
地屈孕酮片	用于治疗内源性孕酮不足引起的疾病，如痛经、子宫内膜异位症、继发性闭经、月经周期不规则、功能失调性子宫出血、经前期综合征、孕激素缺乏所致的先兆流产或习惯性流产、黄体不足所致的不孕症	口服
烯丙雌醇片	用于先兆流产、习惯性流产及先兆早产	口服
炔诺酮片	用于月经不调、功能失调性子宫出血、子宫内膜异位症	口服
左炔诺孕酮宫内缓释系统	用于避孕；特发性月经过多，即非器质性病变引起的月经过多	宫腔放置
左炔诺孕酮硅胶棒	育龄妇女要求长期避孕者	皮下埋植
左炔诺孕酮肠溶片	用于女性紧急避孕，即在无防护措施或其他避孕方法偶然失误时使用	口服
醋酸环丙孕酮片	用于女性雄激素化的严重体征，如非常严重的多毛症、严重的雄激素依赖性脱发，常伴有严重的痤疮和/或脂溢性皮炎	口服
醋酸甲地孕酮片 160mg	用于激素依赖性肿瘤的姑息性治疗，包括子宫内膜癌和乳腺癌	口服
醋酸甲地孕酮片 2mg	用于 1 个月以内的短期避孕；治疗闭经、功能性子宫出血、子宫内膜异位症	口服
醋酸甲羟孕酮片	用于月经不调、功能性子宫出血及子宫内膜异位症等；大剂量用于子宫内膜癌和晚期乳腺癌	口服

（二）个体化选用合适的药物

对有孕激素治疗适应证的患者，根据患者的具体情况和各种孕激素的药理学特性（表 3-2），参考相关专业的诊疗指南，个体化选用合适的药物治疗。

表 3-2　孕激素在治疗剂量下的药理学特性

孕激素	孕激素活性	雌激素活性	糖皮质激素活性	雄激素活性	抗雄激素活性	抗盐皮质激素活性
黄体酮	+	−	±	−	±	+
地屈孕酮	+	−	−	−	±	±
烯丙雌醇	+	−	−	−	−	−
醋酸甲羟孕酮	+	−	±	±	−	−
甲地孕酮	+	−	±	−	+	−
氯地孕酮	+	−	±	±	+	−
醋酸环丙孕酮	+	−	±	−	++	−
屈螺酮	+	−	−	−	+	+
地诺孕酮	+	−	−	−	+	−
曲美孕酮	+	−	−	−	±	±
诺美孕酮	+	−	−	−	±	−
烯诺孕酮	++	−	−	−	−	−
去氧孕烯	+	−	−	±	−	−
炔诺酮	+	−	−	±	−	−
左炔诺孕酮	+	−	−	±	−	−
孕二烯酮	+	−	−	±	−	±
诺孕酮	+	−	−	±	−	−

（三）排除以下孕激素使用的禁忌证及高风险使用人群

1. 不明原因的阴道出血者禁用。

2. 严重肝功能障碍者，如肝脏肿瘤（现病史或既往史）、Dubin-Johnson 综合征、Rotor 综合征、黄疸患者禁用。

3. 孕激素相关的脑膜瘤患者禁用。

4. 曾有血栓性疾病病史者禁用。

5. 绝经前乳腺癌、宫颈癌患者禁用。用药前应检查乳房、盆腔器官，进行宫颈脱落细胞学检查。

6. 妊娠期或应用性激素时发生或加重的疾病者禁用，如严重瘙痒症、阻塞性黄疸、妊娠期疱疹、卟啉病、耳硬化症患者。

7. 妊娠期间不宜使用某些孕激素。如炔诺酮有弱雄激素活性，可使女婴男性化；环丙孕酮、去氧孕烯及屈螺酮等有抗雄激素活性，可使男婴女性化。

8. 患糖尿病的孕妇慎用烯丙雌醇。

9. 产后 6 周内的哺乳期妇女不宜使用孕激素避孕。

10. 稽留流产患者禁用黄体酮。

11. 青春期前儿童不宜使用。

12. 重症肝肾疾病患者、乳房肿块者禁用炔诺酮。

13. 心血管疾病、高血压、肾功能损害、糖尿病、哮喘、癫痫、偏头痛、未明确诊断的阴道出血、有血栓病史、胆囊疾病、有精神抑郁病史者慎用炔诺酮。

（四）避免药物相互作用

1. 正在服用肝药酶诱导剂（如利福平、氯霉素、氨苄西林、苯巴比妥、苯妥英钠、扑米酮、甲丙氨酯、氯氮䓬、对乙酰氨基酚、保泰松、圣约翰草等）的患者，服用黄体酮、甲羟孕酮、去氧孕烯、甲地孕酮、烯丙雌醇等孕激素会使疗效降低或无效。地屈孕酮、环丙孕酮等孕激素与其他药物间的相互作用尚不明确。

2. 甲羟孕酮、去氧孕烯等经 CYP3A4 代谢的孕激素与 CYP3A4 抑制剂（伊曲康唑、伏立康唑、红霉素、克拉霉素、泰利霉素、阿扎那韦、茚地那韦、奈法唑酮、奈非那韦、利托那韦、沙奎那韦等）合用时，可升高孕激素的血药浓度。

3. 黄体酮会抑制环孢素在体内的代谢，增加环孢素的血药浓度，增加环孢素的毒性风险，合用时应调整剂量并严密监测等。黄体酮会增大由荧光偏振免疫分析法测定的地高辛的血药浓度，因此在服用黄体酮时如有需要应改用其他方法测定地高辛的血药浓度。

4. 氨鲁米特会降低甲羟孕酮的血浆浓度，因此要增加甲羟孕酮的剂量。甲羟孕酮会介导拉莫三嗪的葡萄糖酸苷化，从而降低拉莫三嗪的血药浓度。甲羟孕酮会降低泼尼松龙的代谢，从而增加糖皮质激素的不良反应。

5. 屈螺酮的抗盐皮质激素活性可能加剧 ACEI、ARB、醛固酮拮抗剂、保钾利尿药或非甾体抗炎药的升血钾作用。维 A 酸类、β- 内酰胺类、四环素类、灰黄霉素、噻唑烷二酮类降血糖药、吗替麦考酚酯等药物会降低屈螺酮的疗效。屈螺酮会降低三环类抗抑郁药、香豆素类抗凝剂和左甲状腺素等药物的疗效。屈螺酮与苯二氮䓬类镇静催眠药、三环类抗抑郁药、卡介苗、环孢素、红霉素、糖皮质激素、甘草、紫杉醇、司来吉兰、琥珀胆碱、他克莫司、茶碱和华法林等药物合用时，可能增加上述药物的药效或不良反应。

二、治疗中监护

（一）孕激素使用期间注意观察、询问患者常见的不良反应

1. 生殖系统　轻微阴道出血、经期血量改变、闭经、乳房疼痛、性欲改变。

2. 胃肠道　恶心、呕吐、腹痛。

3. 肝脏　肝功能改变、黄疸。

4. 中枢神经系统　头痛、偏头痛、抑郁、精神紧张。

5. 皮肤　皮肤过敏、荨麻疹、瘙痒、水肿等。

（二）不同种类孕激素的特殊监护要点

孕激素在发挥孕激素作用的同时，还可以表现出其他甾体激素样作用，特别是长期使用或大量使用时易出现不良反应。不同剂型的药物也各有其特点，注意特殊的监护要点。

1. 黄体酮　不良反应多数轻微，但长期大量使用且不进行正规的药物监测时会发生极为罕见的副作用，如胆囊病变、异位妊娠、心肌梗死、血栓性静脉炎、痴呆、乳腺癌和视网膜动脉血栓等。黄体酮注射液肌内注射给药的不良反应多，每日注射不方便，可发生注射部位疼痛和刺激性，易形成局部硬结，偶可发生局部无菌脓肿和损伤坐骨神经等。阴道用黄体酮发生阴道出血的比例较肌内注射高。口服黄体酮的生物利用度低，用量大，副作用较大，如肝功能损害、头晕、嗜睡等。因此，应用黄体酮时应严密监测患者的反应和检查指标，及时调整剂量和给药方法，提高患者用药的安全性。例如：①严密监测患者的血压、血脂水平，降低心血管疾病发生的风险；②黄体酮可降低糖耐量，糖尿病患者应用时应监测血糖；③当发生视野部分或完全损伤、复视或偏头痛等症状时，立刻停药并进行眼科检查。

2. 19- 去甲睾酮类（左炔诺孕酮、炔诺酮、去氧孕烯、孕二烯酮、诺孕酯、地诺孕素）　表现出雄激素样作用，要注意其引起的雄激素样不良反应，如性欲改变、多毛、脱发、痤疮等；服用这类药物期间还要注意监测肝功能。

3. 17α- 羟孕酮类（甲羟孕酮、甲地孕酮、环丙孕酮）　可以有糖皮质激素样作用，注意长期使用可能出现糖皮质激素相关不良反应。应用甲羟孕酮时应严密监测患者的反应和检查指标，及时调整剂量和给药方法，提高患者用药的安全性。例如：①长期应用甲羟孕酮注射液可降低骨密度，骨质流失随用药时间的延长而增多，且可能不完全可逆，用药期间应检测骨密度，防止骨

质疏松症的发生,并注意补充钙剂和维生素 D;②监测用药期间的月经情况和定期做妇科体检;③监测血压水平和做颈椎或相关细胞学检查。

4. 环丙孕酮　具有较强的抗雄激素作用,抑制性功能和性发育,禁用于未成年人。环丙孕酮影响胰岛素及口服降血糖药的作用,注意监测血糖,必要时调整降血糖药的剂量。

5. 屈螺酮　具有抗盐皮质激素活性,可拮抗雌激素诱导血管紧张素原合成时引起的醛固酮增高,可减轻水钠潴留以及周期性的体重增加,但这一特性也可能导致高钾血症。肾功能、肝功能异常人群在使用时尤其应给予重视,非甾体抗炎药、血管紧张素转换酶抑制药、血管紧张素 Ⅱ 以及钾制剂等都可能增加其不良反应风险,应在使用时密切监测血钾浓度。

6. 患糖尿病的孕妇慎用烯丙雌醇,必须使用时应定期检测血糖。

（三）关于乳腺癌风险

接受孕激素治疗的妇女患乳腺癌的风险增加,但发生概率较低。接受不同种类的孕激素治疗,患乳腺癌的风险差异很大,采用天然黄体酮或地屈孕酮配伍,乳腺癌的发生风险明显低于含其他合成孕激素的方案。2013 年《绝经期激素治疗的全球共识声明》指出,性激素相关性乳腺癌发生风险问题复杂,所增加的乳腺癌患病风险主要与雌激素应用时配伍的孕激素有关,并与治疗时间有关,源于性激素的乳腺癌发生风险很低,并且在停止用药后乳腺癌发生风险会下降。使用时间达 5 年以上的女性是乳腺癌风险重点监测人群。

三、治疗后监护

治疗后需监测患者无外源性孕激素摄入时身体是否适应、是否出现停药后反应。如非孕妇是否出现月经紊乱、闭经等,孕妇是否出现先兆流产或先兆早产等。

此外,需评估有无治疗后的药物不良反应,评估患者出现的不适症状为疾病引起的还是药物停药后的反应。

四、监测与随访

黄体酮、地屈孕酮、烯丙雌醇经常用于孕妇。大剂量的黄体酮有引起胎儿生殖器畸形(如尿道下裂)、先天性心脏病、唇裂、腭裂的报道,甚至可导致胎儿死亡。对于妊娠期使用黄体酮、地屈孕酮、烯丙雌醇长期治疗的患者,及

2 种孕激素联合用药的患者建立用药观察记录，监测、随访用药结束后的胎儿发育及出生后的子代健康状况。随访时间可延长至子代生育期，以充分评估妊娠期长期或大量使用孕激素的潜在子代健康风险。

由于长达数年使用孕激素的女性患乳腺癌的风险升高，因此即使在孕激素治疗后也应每年检查乳房，排查是否患乳腺癌。

五、患者教育

1. 口服黄体酮制剂时，用温水吞服，远隔进餐时间，与进餐至少间隔 2 小时。

2. 阴道使用黄体酮时，将药物塞入阴道深处；应与其他阴道给药间隔 6 小时以上，防止影响药物的释放和吸收。

3. 服用地屈孕酮片，治疗痛经和子宫内膜异位症从月经的第 5~25 天服用，治疗闭经、经前期综合征、月经不规则从月经的第 11~25 天服用，治疗内源性孕酮不足导致的不孕症从月经的第 14~25 天服用。治疗先兆流产，首次服用 4 片，随后每 8 小时服用 1 片至症状消失；治疗习惯性流产，每次 1 片，每日 2 次。

4. 醋酸环丙孕酮片应餐后服用。

5. 遵医嘱用药，不要自行加倍用药；如遗漏用药，也不要加倍使用。

6. 使用孕激素常可引起嗜睡、眩晕，不宜开车、操作机械。

7. 如出现头晕、头痛、嗜睡、恶心、呕吐、阴道出血、乳房疼痛等情况，请告知医师和药师。

第三节　雌、孕激素复合制剂临床应用的药学监护

激素替代疗法（HRT）是解决围绝经期相关问题的最有效的治疗方案。雌、孕激素复合制剂中含雌二醇的品种是最为常用的一类性激素补充治疗药物。激素补充治疗应遵循以下原则：① MHT 是缓解更年期各种症状的最有效的措施，是防治骨质疏松症的有效方法；② MHT 是一种医疗措施，需要有适应证和排除禁忌证后方可应用；③ MHT 应采用最低有效剂量；④ MHT 存在"机会治疗窗"，即绝经 10 年以内、60 岁以前，在此阶段开始 MHT 获益最大、风险最小。对应用激素补充治疗的女性，在把握以上基本原则的情况下，还要注意观察药物不良反应，评估用药利弊，合理制订用药疗程。

由雌激素和各种孕激素组成的复方避孕药已广泛用于数以万亿的育龄妇女，与其可能相关的血栓性疾病、乳腺癌风险等是近 10 余年研究的热点问题。临床药师可开展用药中的监护与教育、用药后的随访工作。

雌、孕激素复合制剂药物种类繁多，差异较大，不良反应的发生与避孕药中雌、孕激素的剂量、种类、比例、用药途径、用药时间等有关。不良反应大多轻微，但也可发生严重不良反应。雌、孕激素治疗时应根据治疗目标和患者个体风险采用最低有效剂量和最短疗程，以避免或减少药物不良反应。对使用雌、孕激素复合制剂的患者，尤其是长期用药的患者及存在用药风险的患者，临床药师需注意进行药学监护。药学监护是针对特定患者的全面、动态和规范的过程。药学监护通常可以分为治疗前评估、治疗中监护、治疗后监护、监测与随访、患者教育。

一、治疗前评估

对患者进行治疗前评估的目的在于评价患者的基本身体状况，以判断患者是否有适应证、是否存在禁忌证、选用何种制剂最佳、存在哪些用药风险等。应询问患者正在服用的药物，分析与拟用药是否存在药物相互作用，并注意询问患者的药物、食物或其他物质过敏史。

（一）明确适应证

使用雌、孕激素复合制剂治疗应有明确的适应证，如雌激素缺乏性疾病的治疗、避孕等。各种常用药品说明书适应证及在相关指南或专家共识中的推荐情况见表 3-3 和表 3-4。雌、孕激素复合制剂目前还常用于围绝经期异常子宫出血、青春期功能失调性子宫出血、痤疮、多毛等高雄激素血症等的治疗。

表 3-3 主要用于激素补充治疗的常用雌、孕激素复合制剂

药品通用名	雌、孕激素组成剂量	适应证
戊酸雌二醇片/雌二醇环丙孕酮片复合包装	戊酸雌二醇 2mg、环丙孕酮 1mg	主要治疗与自然或人工绝经相关的雌激素缺乏，及预防原发性或继发性雌激素缺乏造成的骨质丢失
雌二醇/雌二醇地屈孕酮片复合包装	雌二醇 1mg、地屈孕酮 10mg、雌二醇 2mg、地屈孕酮 10mg	用于自然或术后绝经所致的围绝经期综合征

续表

药品通用名	雌、孕激素组成剂量	适应证
雌二醇屈螺酮片	雌二醇 1.0mg、屈螺酮 2.0mg	用于绝经超过 1 年的女性出现的雌激素缺乏症状的激素替代治疗
复方戊酸雌二醇片	戊酸雌二醇 2mg、炔诺酮 0.7mg	治疗围绝经期和绝经后妇女的性激素缺乏综合征
复方戊酸雌二醇片	戊酸雌二醇 1mg、炔诺酮 0.5mg	治疗妇女更年期综合征；治疗与绝经有关的外阴和阴道萎缩；预防绝经妇女骨质疏松症
复方雌二醇贴片	雌二醇 10mg、炔诺酮 30mg	用于雌激素缺乏所致的潮热、出汗、睡眠障碍、头晕、生殖器萎缩、阴道干涩等症状，并预防绝经后加速骨质丢失而致的骨质疏松症
复方雌孕片	结合雌激素 0.625mg/0.3mg、醋酸甲羟孕酮 2.5mg/1.5mg	用于雌激素缺乏相关的中、重度血管舒缩症状，预防和控制雌激素缺乏相关的骨质疏松症及萎缩性阴道炎

表 3-4 主要用于避孕的常用雌、孕激素复合制剂

药品通用名	雌、孕激素组成剂量	适应证
屈螺酮炔雌醇片	炔雌醇 30μg、屈螺酮 3mg	女性避孕
屈螺酮炔雌醇片	炔雌醇 20μg、屈螺酮 3mg	女性口服避孕。中度寻常痤疮，适用于 ≥ 14 岁，没有口服避孕药已知禁忌的已初潮女性。只有在患者希望使用口服避孕药作为避孕措施时才能使用本品治疗痤疮
炔雌醇环丙孕酮片	炔雌醇 35μg、环丙孕酮 3mg	口服避孕。治疗妇女雄激素依赖性疾病，如痤疮，特别是明显的类型和伴有皮脂溢、炎症或形成结节的痤疮、妇女雄激素性脱发、轻型多毛症，以及多囊卵巢综合征患者的高雄激素血症表现

续表

药品通用名	雌、孕激素组成剂量		适应证
去氧孕烯炔雌醇片	炔雌醇 30μg、去氧孕烯 0.15mg	女性避孕	
去氧孕烯炔雌醇片	炔雌醇 20μg、去氧孕烯 0.15mg	女性避孕	
复方孕二烯酮片	炔雌醇 30μg、孕二烯酮 75μg	女性避孕	
复方炔雌醇片	炔雌醇 35μg、炔诺酮 0.3mg、甲地孕酮 0.5mg	女性避孕	
左炔诺孕酮炔雌醇（三相）片	炔雌醇 30μg/40μg/30μg、左炔诺孕酮 50μg/75μg/125μg	女性避孕	
炔雌醇诺孕曲明透皮避孕贴	炔雌醇 0.75mg、诺孕曲明 6mg	用于避孕	
阴道避孕环	炔雌醇 15μg/d、依托孕烯 0.12mg/d	用于避孕	

（二）选择合适的雌、孕激素复合制剂

对有使用雌、孕激素复合制剂适应证的患者，根据患者的具体情况、用药目的及药物的特性、剂量、剂型等，选择最适合的雌、孕激素复合制剂。

雌、孕激素增加绝经后女性发生静脉血栓栓塞的风险，其中以治疗第 1 年的风险最大，且因雌、孕激素的种类、剂量、给药途径及疗程不同而有所差异。静脉血栓的发生与雌激素的剂量之间可能有一定的关系。对于存在血栓高危风险的女性，建议用经皮雌激素制剂。

一项队列研究进行阴道避孕环与透皮避孕贴对持续性子宫内膜异位症疼痛的治疗比较发现，阴道避孕环减轻痛经的效果更好、治疗满意度更高。一项对阴道避孕环与屈螺酮炔雌醇片的比较研究发现，阴道避孕环导致的胰岛素抵抗较屈螺酮炔雌醇片轻。

（三）排除使用禁忌证及用药高风险使用人群

1. 孕妇不宜使用，服用前必须排除妊娠。

2. 哺乳期妇女不宜使用雌激素，产后 6 周内不宜使用孕激素避孕。

3. 青春期前儿童不用，以免引起早熟及骨骼早期闭合。

4. 由于可能增加 70 岁以上女性的心肌梗死、卒中、肺栓塞和下肢深静脉

血栓栓塞风险,雌、孕激素复合制剂不用于70岁以上的女性。

5. 雌、孕激素复合制剂不得用于心血管疾病或痴呆症的二级预防。

6. 女性患者治疗前应进行彻底全面的体格检查和妇科检查,排除乳腺癌、宫颈癌、子宫内膜癌等。

7. 评估肝功能是否正常,肝功能异常者不宜使用。

8. 肾功能损害患者禁忌使用屈螺酮炔雌醇片。

9. 不明原因的阴道出血者不宜使用。

10. 吸烟增加复方口服避孕药导致的严重心血管事件风险,年龄≥35岁且每天吸烟≥15根的女性不应使用复方口服避孕药。

11. 冠状动脉疾病多危险因素者(如老龄、吸烟、糖尿病、高血压3或4级、血管疾病等)禁用。

12. 深静脉血栓史或肺栓塞史者、急性深静脉血栓或肺栓塞者、深静脉血栓史或肺栓塞正在抗凝治疗者、长期制动的大手术患者禁用。

13. 已知与血栓形成相关突变者禁用,如凝血因子 V Leiden 突变,凝血酶原突变,蛋白 S、蛋白 C、抗凝血酶缺陷等。

14. 复杂性瓣膜性心脏病患者禁用,如肺动脉高压、房颤风险、亚急性细菌性心内膜炎病史。

15. 抗磷脂抗体阳性或原因不明的系统性红斑狼疮者禁用。

16. 持续的无先兆偏头痛,且年龄≥35岁的有先兆的偏头痛者禁用。

17. 初发的病毒性肝炎急性期或发作期重度肝硬化(失代偿性)者禁用;肝细胞性腺瘤或肝细胞癌者禁用。

18. 高血脂患者不宜使用,血清甘油三酯高于 5.65mmol/L 的女性禁用。

(四)避免有害的药物相互作用

1. 许多药物与雌二醇、炔雌醇同用可能会发生相互作用,从而导致药物疗效或毒性改变。较典型的相互作用如下:①酶诱导剂(苯妥英钠、卡马西平、苯巴比妥、扑米酮、利福平、灰黄霉素等)增加雌激素的代谢,降低其活性;②与 CYP3A4 抑制剂(红霉素、克拉霉素、氟康唑、伊曲康唑等)合用,雌激素浓度升高,不良反应增加;③雌激素降低降血糖药、抗高血压药、抗凝剂、氯贝丁酯、他莫昔芬等药物的效应;④大剂量雌激素可加重三环类抗抑郁药的不良反应,同时降低其疗效;⑤青霉素、氨苄西林、四环素等抗菌药降低雌二醇、炔雌醇的血药浓度;⑥雌二醇可增加钙剂的吸收;⑦对乙酰氨基酚增加雌二醇的生物利用度,维生素 C、氟康唑导致炔雌醇的血清浓度升高。

部分食物也可能与雌二醇发生相互作用，如：①雌二醇会抑制咖啡因在体内的代谢，从而增大咖啡因对中枢神经系统的刺激性；②大量饮用西柚汁降低雌二醇的代谢，从而增加血浆雌二醇浓度；③乙醇可导致雌二醇的血药浓度升高。

烟草会增大发生心血管疾病的风险。

2. 正在服用肝药酶诱导剂（如利福平、氯霉素、氨苄西林、苯巴比妥、苯妥英钠、扑米酮、甲丙氨酯、对乙酰氨基酚、保泰松等）的患者，服用某些孕激素会使疗效降低或无效。

3. 甲羟孕酮、去氧孕烯等经 CYP3A4 代谢的孕激素与 CYP3A4 抑制剂（伊曲康唑、伏立康唑、红霉素、克拉霉素、泰利霉素、阿扎那韦、茚地那韦、奈法唑酮、奈非那韦、利托那韦、沙奎那韦等）合用时，升高孕激素的血药浓度。

4. 黄体酮会抑制环孢素在体内的代谢，增加环孢素的血药浓度，增加环孢素的毒性风险，合用时应调整剂量并严密监测等。黄体酮会增大由荧光偏振免疫分析法测定的地高辛的血药浓度，因此在服用黄体酮时如有需要应改用其他方法测定地高辛的血药浓度。

5. 氨鲁米特会降低甲羟孕酮的血浆浓度，因此要增加甲羟孕酮的剂量。甲羟孕酮会介导拉莫三嗪的葡萄糖酸苷化，从而降低拉莫三嗪的血药浓度。甲羟孕酮会降低泼尼松龙的代谢，从而增加糖皮质激素的不良反应。

6. 屈螺酮的抗盐皮质激素活性可能加剧 ACEI、ARB、醛固酮拮抗剂、保钾利尿药或非甾体抗炎药的升血钾作用。维 A 酸类、β- 内酰胺类、四环素类、灰黄霉素、噻唑烷二酮类降血糖药、吗替麦考酚酯等药物会降低屈螺酮的疗效。屈螺酮会降低三环类抗抑郁药、香豆素类抗凝剂和左甲状腺素等药物的疗效。屈螺酮与苯二氮䓬类镇静催眠药、三环类抗抑郁药、卡介苗、环孢素、红霉素、糖皮质激素、甘草、紫杉醇、司来吉兰、琥珀胆碱、他克莫司、茶碱和华法林等药物合用时，会增加上述药物的药效或不良反应。

二、治疗中监护

应用雌、孕激素复合制剂时，应严密观察患者的不良反应和监测各项指标，及时调整剂量和给药方法，提高患者用药的安全性。治疗中需要监护雌激素及孕激素的不良反应。

（一）雌激素的不良反应监测

可能发生的一般不良反应涉及多个系统器官，包括生殖系统（乳房压痛、月经紊乱、阴道不适和撤退性出血等）、皮肤（黄褐斑、多毛症、红肿和瘙痒等）、循环及内分泌系统（水肿、体重增加）、消化道系统（恶心、呕吐和胃胀）等，还包括精神方面的不良反应如忧郁、情绪忧虑等。长期大量使用且无正规的药物监测，可能出现极为罕见的副作用，如视网膜静脉栓塞、心肌梗死、静脉栓塞、乳腺癌、卵巢癌、子宫内膜癌、痴呆、高血钙、体液潴留、糖尿病、高血压和心脏病等严重不良反应。

（二）孕激素的不良反应监测

注意观察、询问患者常见的不良反应：①生殖系统，如轻微阴道出血、经期血量改变、闭经、乳房疼痛、性欲改变；②胃肠道，如恶心、呕吐、腹痛；③肝脏，如肝功能改变、黄疸；④中枢神经系统，如头痛、偏头痛、抑郁、精神紧张；⑤皮肤，如皮肤过敏、荨麻疹、瘙痒、水肿等；⑥骨质疏松症等。

（三）对服用雌、孕激素复合制剂的患者的监测

1. 定期检测血压，预防高血压的发生。

2. 未成年人用药时，应严密监测其骨骺和生殖器官的发育，避免影响正常的生长发育。

3. 嘱患者定期自检乳房，对用药时间长或患乳腺癌风险较高的患者应定期至乳腺科专科检查。

4. 雌、孕激素增加绝经后女性发生静脉血栓栓塞的风险，其中以治疗第 1 年的风险最大，且因雌、孕激素的种类、剂量、给药途径及疗程不同而有所差异。

5. 监测患有心脏疾病和肾功能不全患者的体液潴留现象。

6. 雌、孕激素对血脂的影响复杂，注意监测血脂。

7. 监测肝功能及是否出现肝脏毒性的症状或体征，如出现异常，应停药。

8. 对发生部分或全部视野损伤、复视或偏头痛的患者及时进行眼科检查。

9. 长期用药的患者可能需监测血常规、肾上腺皮质功能、甲状腺功能等。

（四）关于突破性出血

突破性出血是复方口服避孕药最常见的不良反应，反映子宫内膜调整至新的较薄状态时发生组织破坏，子宫内膜呈脆弱、萎缩状态。突破性出血在使用较低剂量的雌激素时更明显。使用长期连续用药方案时，出血更常见，最终可能会发展为闭经。

（五）关于心血管疾病风险

心血管疾病风险是使用雌、孕激素复合制剂最担心的问题，早期使用大剂量药物时心血管疾病的发病率和死亡率升高。口服避孕药中随着雌激素含量的降低，药物的安全性已大大增加，但仍有心肌梗死、血栓、高血压等风险，尽管概率较低。需要长时间制动，或大型外科手术、任何腿部手术、较大的创伤的情况时，建议停服雌、孕激素。择期手术至少停服 4 周，直到完全恢复活动 2 周后再服药。欧洲药品管理局于 2011 年指出，含屈螺酮的避孕药出现深静脉血栓的风险较高。美国 FDA 也于 2012 年指出，与含左炔诺孕酮和一些其他孕激素的复方避孕药相比，含屈螺酮的复方避孕药出现深静脉血栓的风险可能升高至 3 倍。因此，用药过程中应监测心血管疾病风险。

（六）关于乳腺癌风险

关于使用雌、孕激素复合制剂与乳腺癌风险的报道较不一致。乳腺癌的患病风险主要与孕激素有关，并与治疗时间及使用何种孕激素有关。源于性激素的乳腺癌发生风险很低，并且在停止用药后乳腺癌发生风险会下降。2017 年 12 月丹麦前瞻性队列研究发现最近使用过或目前正在使用新型激素避孕药的女性罹患乳腺癌的风险显著增高。与从未使用激素避孕药的女性相比，最近使用过或目前正在使用激素避孕药的患者乳腺癌的发病风险增加，且风险增高程度与避孕药使用时间以及种类有关。有激素补充治疗既往史的女性浸润性乳腺癌的发病风险增加，而初次治疗者 5 年内无统计学意义的风险增加。使用时间达 5 年以上的女性是乳腺癌风险重点监测人群。

三、治疗后监护

使用雌、孕激素复合制剂治疗后，应监测患者的机体反应。尤其对于激素补充治疗的患者，观察在停药后是否再度出现激素缺乏相关的症状。需评估有无治疗后的药物不良反应，评估患者出现的不适症状为疾病引起的还是药物停药后的反应。对于长期使用复方避孕药的患者，停药后可能出现月经紊乱，甚至闭经，应认真评估。

四、监测与随访

一般认为，健康妇女使用雌、孕激素复合制剂可降低卵巢上皮性癌（卵巢癌）、子宫内膜癌和结直肠癌的发生风险；不增加或轻微增加乳腺癌的发生风险;可增加子宫颈癌的发生风险,但不是子宫颈癌的主要危险因素。

(一)乳腺癌风险的监测

虽然源于性激素的乳腺癌发生风险很低,并且在停止用药后乳腺癌发生风险会下降,但对雌、孕激素复合制剂使用时间长达数年的患者,仍应在用药后监测与随访其乳腺癌发生风险,定期进行乳房检查。

(二)宫颈癌风险的监测

使用雌、孕激素复合制剂的女性宫颈癌的发生风险升高。建议服用雌、孕激素复合制剂时间长达数年的女性,每年进行宫颈脱落细胞学检查和 HPV 检测。

(三)静脉血栓栓塞风险的监测

雌、孕激素复合制剂治疗后的数周内,发生静脉血栓栓塞的风险仍存在,应注意监测。查看或询问患者有无单侧腿肿胀或腿部静脉肿胀、站立或行走时腿部疼痛或压痛、腿部温暖感增加、腿部皮肤发红或变色等。当患者出现突发无原因的气短或呼吸急促、突发咳嗽可能伴出血、胸部锐痛可能伴深呼吸增加、焦虑、严重的头晕或眩晕、快速或不规律的心跳等时,要警惕肺栓塞的可能性。

五、患 者 教 育

不同成分、剂量配比的雌、孕激素复合制剂的使用方法、注意事项等有所差别,参照使用药品的说明书对患者进行用药教育。

1. 开始用药前做体检,包括乳腺检查、血压、盆腔检查及宫颈细胞学检查,以后至少每年 1 次。用药期间定期检查乳腺、子宫内膜厚度、宫颈涂片检查(每6~12个月1次)。

2. 雌、孕激素并非通常所说的"激素",不是糖皮质激素,不要恐慌;适当的雌、孕激素治疗不仅可达到治疗目的,有时还有额外的健康获益。

3. 每天约在同一时间服药,最好在晚餐或睡前服用,不可漏服或服药间隔时间过长。

4. 于月经来潮的第 1 天开始服药。如在第 2~5 天开始服药,推荐在服药第 1 周的前 7 天内加用屏障避孕法。

5. 用于避孕时,如果漏服,应在想起时尽快补服。漏服 1 片且未超过 12 小时,除须按常规服药 1 片外,应立即再补服 1 片,以后继续每天按时服用,无须采用其他避孕措施。如漏服超过 12 小时或漏服 2 片及 2 片以上时,原则为立即补服 1 片,若剩余药片为 7 片及 7 片以上时,可继续常规服药,同时需要避孕套等屏障避孕法最少 7 天,或采用紧急避孕方法,防止非意愿妊娠;若剩余药片不足 7 片,可在常规服用完本周期的药片后立即服用下个周期的药片。

6. 吸烟增加复方口服避孕药导致的严重心血管事件风险,该风险随年龄(尤其是在超过 35 岁的女性中)及吸烟数量升高而升高,故服药期间不宜吸烟。

7. 口服避孕药服药早期可能出现腹胀感、恶心、乳房压痛,通常会在数月内消退。

8. 服用雌、孕激素复合制剂的过程中若发生意外妊娠,应立即停用雌、孕激素复合制剂。

9. 有黄褐斑倾向的妇女应避免过多地暴露在阳光或紫外线辐射下。

第四节　GnRH 制剂临床应用的药学监护

促性腺激素释放激素制剂包括促性腺激素释放激素激动剂和促性腺激素释放激素拮抗剂,这 2 类药物不仅种类多样,包括 GnRH-a 如亮丙瑞林、曲普瑞林、戈那瑞林、布舍瑞林、戈舍瑞林、那法瑞林、组氨瑞林等,GnRH-ant 如西曲瑞克、阿巴瑞克等;剂型也有多种,包括粉针剂、双腔预充式、皮下(手术、注射)埋植剂、缓释微球制剂、鼻喷雾剂等。GnRH 制剂在妇科临床使用广泛,包括辅助生殖促排卵、黄体支持药物治疗、子宫内膜异位症、乳腺癌、子宫腺肌病、子宫肌瘤等。此类药物种类繁多、适应证多、不良反应多,因此对使用 GnRH 制剂的临床患者,临床药师应常规进行药学监护。

针对使用 GnRH 制剂的药学监护对象不应仅局限于 GnRH 制剂本身,而应面对的是患者整体,药学监护是针对特定患者的全面、动态和规范的过程。药学监护通常可以分为治疗前评估、治疗中监护、治疗后监护、监测与随访、患者教育。

一、治疗前评估

对患者进行治疗前评估的目的在于评价患者的基本身体状况,以判断患者是否需要应用 GnRH 制剂、能否应用 GnRH 制剂、应该选用何种 GnRH 制剂、如何应用 GnRH 制剂。

1. 明确患者的临床诊断,判断是否具有应用 GnRH 制剂的适应证。

表 3-5 列举出妇科常见使用 GnRH 制剂的适应证。

2. 评估患者是否具有使用 GnRH 制剂的禁忌证。

（1）GnRH-a（妇科女性患者人群）的常见禁忌证：对 GnRH 制剂及制剂中的其他任何成分有过敏反应者，有临床表现的骨质疏松症，妊娠期、哺乳期患者，腺垂体瘤患者，垂体相关性闭经患者，有激素依赖性肿瘤者以及其他任何可由于性激素增加而导致病情恶化的疾病患者，原因不明的阴道出血患者。

（2）GnRH-ant 的常见禁忌证：对 GnRH 制剂及制剂中的其他任何成分有过敏反应者，中至重度肝、肾功能损伤者，妊娠期、哺乳期患者，绝经期妇女。还要结合患者的情况判断是绝对禁忌证还是相对禁忌证。

3. 确定使用何种 GnRH 制剂。依据相关指南、专家共识、药品说明书等综合判断选用恰当的 GnRH 制剂。表 3-5 列举出指南或专家共识推荐妇科疾病使用的 GnRH 品种和制剂。

二、治疗中监护

治疗中监护主要在于动态和评估 GnRH 制剂的有效性和安全性。规范的治疗中监护应该在治疗前制订特定于具体患者的药学监护计划。

1. 有效性监护　应根据患者的临床诊断确定有效性评价指标，包括患者接受药物治疗的依从性、患者的临床症状评价指标、辅助检查指标。

2. 安全性监护　包括有计划地观察该药物、该给药途径治疗可出现的各种近期及远期不良反应。

（1）GnRH-a 各制剂的药物不良反应

1）近期反应：是否出现预期和非预期的过（超）敏反应；低雌激素血症引起的围绝经期症状如血管舒缩性潮热、阴道干燥、关节痛、肌痛、性欲减退、睡眠障碍、肌痛、关节痛、情绪波动、认知障碍、失眠和呕吐、视觉障碍；卵巢过度刺激综合征（用于促排卵）等。

2）远期反应：骨质疏松症（骨密度降低）；抑郁，如果发生应给予合适的治疗。

（2）GnRH-ant 各制剂的药物不良反应：预期和非预期的过（超）敏反应；注射部位局部反应（例如红斑、肿胀和瘙痒）；卵巢过度刺激综合征；头痛；恶心。

三、治疗后监护

治疗后监护包括对疾病治疗目标是否实现的判断、患者对整个治疗过程的接受度和满意度、患者后续治疗的注意事项交代等。针对具体的疾病种类以及治疗效果,应对患者进行动态监护或定期随访。

四、监测与随访

监测与随访的目的是确定与患者预期治疗目标相关的治疗结局。每次随访就诊,都需要评估反映药物治疗的有效性和安全性方面的数据。药物治疗的有效性评估是检查临床体征、症状以及实验室检查等方面的改善,药物治疗的安全性评估需要审核药物不良反应以及毒性证据。在监测与随访期间,应确定患者的依从性及其对治疗结局的影响情况。确定和陈述患者正在接受的药物治疗或预防疾病的结局状态。重新对患者进行评估,以确定在上次随访就诊后是否产生新的药物治疗问题。监测与随访是记录患者药物治疗效果和治疗结局的一个步骤。GnRH 制剂在临床应用中的监测与随访与治疗后监护部分重合,具体见表 3-5。

五、患 者 教 育

治疗监护的过程中同时根据患者的情况进行有针对性的用药教育,包括对治疗方案是否了解、是否存在依从性不好的情况、是否对该治疗存有疑惑或以前使用中已经出现药物不良事件。具有上述情况者,临床药师应及时、有针对性地介入,并开展适合的用药教育。GnRH 制剂的个体化用药教育见表 3-5,共性用药教育如下:

1. 请按照医师处方用药,不能自行增加或减少用药次数和剂量,也不能自行延长或缩短用药时间和改变用法。

2. 出现不良反应及时与医师联系,大多数不良反应停药后可恢复。

3. 在治疗期间,对于情绪低落的患者,患者家人应密切监测情绪变化。

4. GnRH-a 使用期间可能引起骨质疏松症,应避免过度饮酒、吸烟、饮用过多的咖啡、体力活动缺乏等诱发骨质疏松症的生活方式;避免使用易引起骨质疏松症的药物如糖皮质激素、抗痉挛药。大多数女性的骨质流失在停止治疗后可恢复,必要时请医师诊治,给予补钙(双膦酸盐类、维生素 D 和钙制剂)治疗。

5. 此类药品不影响驾驶和操作仪器。

6. 运动员慎用。

表3-5 GnRH 制剂在妇科临床应用的应用范围、选择、有效性监护、安全性监护、用药教育和治疗后监护

疾病类型	应用范围	GnRH 制剂选择	有效性监护	安全性监护	用药教育	治疗后监护
辅助生殖促排卵药物治疗	1. GnRH-a 长方案 2. GnRH-a 短方案 3. GnRH-a 超短方案 4. GnRH-a 超长方案 5. GnRH-ant 方案	GnRH-a: 醋酸曲普瑞林注射液（0.1mg）、亮丙瑞林、布舍瑞林、那法瑞林、GnRH-ant: 注射用西曲瑞克、醋酸加尼瑞克注射液	抗米勒管激素（AMH）、血清人绒毛膜促性腺素（human chorionic gona-dotropin, HCG）、雌二醇、超声检测胚胎发育情况	卵巢过度刺激综合征：B 超、血常规、凝血常规、肝肾功能、血清电解质、腹水穿刺术（必要时）等检查	按照医师的处方用药，不能自行增加或减少用药剂量	卵子质量合子；胚胎质量；多胎妊娠；异位妊娠、多部位妊娠
黄体支持治疗	1. GnRH-a 在长方案促排卵方案中进行黄体支持 2. GnRH-a 在拮抗剂促排卵方案中进行黄体支持 3. 新鲜周期中使用 GnRH-a 进行黄体支持 4. 冷冻周期中使用 GnRH-a 进行黄体支持	GnRH-a: 醋酸曲普瑞林、布舍瑞林、醋酸亮丙瑞林	血清 HCG、超声检测胚胎发育情况	卵巢过度刺激综合征：B 超、血常规、凝血常规、肝肾功能、血清电解质、腹水穿刺术（必要时）等检查	目前认为在黄体期/孕早期使用 GnRH-a 不会增加胎儿畸形率	妊娠结局：获卵、M II 卵子、受精、优质胚胎、临床妊娠、周期取消及卵巢过度刺激综合征发生情况

续表

疾病类型	应用范围	GnRH 制剂选择	有效性监护	安全性监护	用药教育	治疗后监护
子宫肌瘤	1. 子宫肌瘤切除术前贫血 2. 子宫肌瘤切除术前减小肌瘤体积	GnRH-a: 亮丙瑞林、戈舍瑞林、那法瑞林（此 3 种目前认为最有效）；其他有布舍瑞林、曲普瑞林、单独用和与反向添加激素联合使用 GnRH-ant: 注射用西曲瑞克、醋酸加尼瑞克注射液	血红蛋白浓度、血细胞比容、术中的失血量、子宫彩超（瘤体大小、数量、子宫大小）	低雌激素血症引起的围绝经期症状：血管舒缩性潮热、阴道干燥、性欲减退、睡眠障碍、情绪波动、肌痛、关节痛、认知障碍、失眠和呕吐等；血脂水平、雌二醇水平；骨密度（骨质疏松症，长期使用，超过 6 个月）	1. 医疗费用增加，子宫肌瘤可能将来复发 2. 降低术后病率，促进伤口愈合和术后恢复、减少术中、术后输血的风险	1. 子宫肌瘤复发情况 2. 月经量过多、贫血改善是否达标 3. 长期使用引起的骨质疏松症是否进行适当的补钙治疗
子宫内膜异位症	子宫内膜异位症相关疼痛（二线治疗药物，>16 周岁）	GnRH-a: 亮丙瑞林、戈舍瑞林、布舍瑞林、曲普瑞林、单独使用和与反向添加使用联合使用 GnRH-ant: elagolix	月经期腹痛、非月经期腹痛、痛经、性交痛（VAS 疼痛评分、Kupperman 评分）	同"子宫肌瘤"的安全性监护	医疗费用增加	1. 子宫内膜异位症复发情况 2. 长期使用引起的骨质疏松症是否进行适当的补钙治疗

续表

疾病类型	适应证	GnRH 制剂选择	有效性监护	安全性监护	用药教育	治疗后监护
子宫腺肌病	1. 有生育意愿而要求保守治疗辅助药物 2. 子宫腺肌病术前缩小子宫体积、腺肌瘤体 3. 子宫腺肌病术后高风险的患者	GnRH-a: 亮丙瑞林、戈舍瑞林、布舍瑞林、曲普瑞林	血红蛋白浓度、CA125、痛经评分（VAS 疼痛评分或 Kupperman 评分）、月经量评分、子宫彩超（子宫体积大小、腺肌瘤大小）	低雌激素血症引起的围绝经期症状：血管舒缩性潮热、阴道干燥、关节痛、肌痛、性欲减退、睡眠障碍、关节痛、情绪波动、认知障碍、失眠和呕吐等；血脂血水平、雌二醇水平；骨密度（骨质疏松症，长期使用，超过 6 个月）	医疗费用增加；相关药物不良反应是暂时性的、停药或辅助药物治疗后可逆转	1. 子宫腺肌病复发情况 2. 长期使用引起的骨质疏松症是否进行适当的补钙（双膦酸盐类、维生素 D 和钙制剂）治疗
乳腺癌	绝经前患者的内分泌治疗；卵巢功能的保护	GnRH-a: 亮丙瑞林、戈舍瑞林、布舍瑞林、曲普瑞林、单独使用或联合	血清雌激素；恢复月经	低雌激素血症引起的围绝经期症状：血管舒缩性潮热、阴道干燥、关节痛、肌痛、性欲减退、睡眠障碍、关节痛、情绪波动、认知障碍、失眠障碍、呕吐等；骨密度（骨质疏松症，长期使用，超过 6 个月）	相关药物不良反应是暂时性的，停药或辅助药物治疗后可逆转	1. 采用实体瘤疗效评价标准评价疗效，包括完全缓解、部分缓解、疾病进展和疾病稳定 2. 骨质疏松症进行适当的补钙（双膦酸盐类、维生素 D 和钙制剂）治疗 3. 关节痛采用 NSAID 和 COX-2 抑制剂、减肥、全身抗阻力训练

第五节 其他性激素制剂临床应用的药学监护

临床常用的其他性激素制剂主要为替勃龙片。替勃龙是一种具有雌激素、孕激素、弱雄激素活性的甾体药物,用于妇女自然绝经和手术绝经所引起的低雌激素症状的治疗。由于替勃龙具有雌激素、孕激素、弱雄激素三重药理作用,其药学监护与雌、孕激素复合制剂较为类似。

替勃龙的不良反应大多轻微,但也可发生严重不良反应。对存在用药危险因素的特殊患者及长期使用替勃龙的患者,临床药师需注意进行药学监护。药学监护是针对特定患者的全面、动态和规范的过程。药学监护通常可以分为治疗前评估、治疗中监护、治疗后监护、监测与随访以及患者教育。

一、治疗前评估

对患者进行替勃龙治疗前,需评估患者的基本身体状况,进行必要的检查,如乳房、盆腔彩超、肝功能检查等,以判断患者是否有应用替勃龙的适应证、是否存在禁忌证、存在哪些用药风险等。应询问患者正在服用的药物,分析与拟用的替勃龙是否存在药物相互作用。并注意询问患者的药物、食物或其他物质过敏史。

(一)明确适应证

用于治疗自然绝经 1 年后和手术绝经所引起的低雌激素症状,也用于预防绝经妇女骨质疏松症;不用于非更年期妇女的骨质疏松症的预防和治疗。

(二)排除使用禁忌证及高风险使用人群

1. 孕妇和哺乳期妇女禁用。

2. 已确诊或怀疑的激素依赖性肿瘤如乳腺癌、子宫内膜癌禁用。

3. 血栓性静脉炎、血栓栓塞形成等心血管疾病或脑血管疾病,或者上述疾病既往史者禁用。

4. 原因不明的阴道出血者禁用。

5. 未治疗的子宫内膜增生患者禁用。

6. 急性肝脏疾病或有肝脏疾病史,肝功能异常未恢复正常者禁用。

7. 活动性或近期动脉血栓性疾病者禁用,如心绞痛、心肌梗死、脑卒中、短暂性脑缺血发作。

8. 卟啉症患者禁用。

9. 对于 60 岁以上的患者，应考虑脑卒中的风险，权衡利弊后慎重用药。

10. 严重高血压或糖尿病患者不建议使用。

（三）注意药物相互作用

1. 替勃龙可降低糖耐量，正在使用胰岛素或其他降血糖药的患者可能需要调整降血糖药的剂量，应注意监测血糖和药物剂量调整。

2. 替勃龙可升高纤维蛋白溶解活性，增强华法林等抗凝剂的作用。同时使用替勃龙和华法林时应注意监测凝血指标，尤其在开始或停止使用替勃龙时，注意根据监测结果调整华法林的用量。

3. 巴比妥类药物、卡马西平、海洛因、利福平等酶诱导剂可加快替勃龙的代谢，从而降低其活性，应避免联合使用。

4. 替勃龙可中等程度影响细胞色素 P450 3A4 底物咪达唑仑的药动学，注意替勃龙与细胞色素 P450 3A4 底物药物间的相互作用。

二、治疗中监护

1. 观察患者服用替勃龙治疗雌激素缺乏相关症状的疗效，一般在服药几周内出汗、潮热等症状可改善，连续服用 3 个月方能获得最佳效果。如数周甚至数月更年期综合征症状无改善，应考虑更改治疗方案。

2. 使用替勃龙治疗的患者多为长期服用，应定期体检（至少每年 1 次），检查肝功能、乳房、子宫附件彩超等，评估患者用药的风险和利益。特别注意评估脑卒中、乳腺癌、子宫内膜癌的发生风险。

3. 注意观察静脉栓塞、肝功能异常、胆道阻塞性黄疸、血压显著升高、偏头痛等严重不良反应，一旦出现需立即停药。

4. 替勃龙偶尔可引起体液潴留，应严密观察有肾病、癫痫、偏头痛、三叉神经痛患者及相关病史者。

5. 对高脂血症者应监测血脂变化。

6. 哮喘、癫痫、系统性红斑狼疮、耳硬化症患者服用替勃龙期间注意疾病可能的复发风险。

7. 监测患者的服药依从性，避免过量服药或漏服，以免增加不良反应、降低治疗效果。

三、治疗后监护

替勃龙治疗停止后，监测患者是否再次出现雌激素缺乏的相关症状。根据症状严重程度及患者意愿，评估是否需继续替勃龙治疗。

四、监测与随访

与传统的 MHT 相比，替勃龙较少引起乳腺压痛和乳腺痛，不会增加乳房摄影密度。研究显示，替勃龙应用于绝经后妇女，增加乳腺癌的患病风险低于雌孕联合激素疗法。但激素补充治疗时间长达数年的患者，在停止替勃龙治疗的 5 年内，注意监测与随访其乳腺癌的发生风险。

五、患 者 教 育

1. 每日 1 次，每次 1 片，不可过量服用，每日最好能固定时间服用（可设置服药闹钟提醒定时服药）。

2. 国产替勃龙片（紫竹爱维）服用时应整片吞服，不可咀嚼。

3. 出现漏服时，如果未超过 12 小时，应尽快补服漏服剂量；如已超过 12 小时，则不再补服，正常服用下一剂量。漏服会使出血和点滴出血的可能性升高，应尽量避免。

4. 一般在服药几周内出汗、潮热等症状可改善，可坚持服用，至少连续服用 3 个月方能获得最佳效果。

5. 在服药的最初几个月可能出现阴道出血或点滴出血，如果治疗 6 个月后开始出现阴道出血或点滴出血，或治疗停止后仍继续出血，建议至医院检查。

6. 长期服用过程中需要定期进行体检。

7. 如出现静脉栓塞、肝功能异常、胆道阻塞性黄疸应立即停药就诊。

8. 将药品放置在不超过 20℃的无光线直照的环境保存。

（编者：张　峻　邵　云　吕有标

审校：岳文涛）

参 考 文 献

[1] DE VILLIERS T J, HALL J E, PINKERTON J V, et al. Revised global consensus statement on menopausal hormone therapy[J]. Maturitas，2016（91）：153-155.

[2] LEE A W, NESS R B, ROMAN L D, et al. Association between menopausal estrogen-only therapy and ovarian carcinoma risk[J]. Obstet Gynecol, 2016, 127（5）: 828-836.

[3] 中华医学会妇产科学分会绝经学组. 绝经管理与激素补充治疗临床应用指南（2012 版）[J]. 中华妇产科杂志, 2013, 48（10）: 795-799.

[4] 陈蓉, 郁琦. 半水合雌二醇贴片（松奇）临床应用指导建议 [J]. 实用妇产科杂志, 2011, 27（3）: 236-237.

[5] 卫生部合理用药专家委员会. 中国医师药师临床用药指南 [J]. 2 版. 重庆: 重庆出版集团重庆出版社, 2016.

[6] 斯威曼 S C. 马丁代尔药物大典: 37 版 [M]. 李大魁, 金有豫, 汤光, 等译. 2 版. 北京: 化学工业出版社, 2014.

[7] 姜远英, 文爱东. 临床药物治疗学 [M]. 4 版. 北京: 人民卫生出版社, 2016.

[8] 赵霞, 张伶俐. 临床药物治疗学: 妇产科疾病 [M]. 北京: 人民卫生出版社, 2016.

[9] 王哲蔚, 邵敬於. 雌激素在人工周期疗法中的应用 [J]. 世界临床药物, 2018, 39（7）: 496-501.

[10] 李扬志, 谢梅青. 孕激素制剂分类及临床应用特点 [J]. 实用妇产科杂志, 2011, 27（1）: 5-8.

[11] 朱瑜, 黄小萍, 邵敬於. 孕激素的临床药理基础 [J]. 世界临床药物, 2014, 35（11）: 641-645.

[12] 朱焰, 谢淑武, 曹霖. 新型孕激素及抗孕激素国外研发进展 [J]. 中国新药杂志, 2011, 20（19）: 1880-1885.

[13] 张钰宣, 梅丹. 临床常用雌孕激素制剂的药学特点 [J]. 实用妇产科杂志, 2011, 27（1）: 1-3.

[14] 刘楠, 苏立, 胡陵静. 口服激素避孕药增加乳腺癌发病风险 [J]. 中华乳腺病杂志（电子版）, 2018, 12（1）: 64.

[15] 郭涛, 韩字研. 雌孕激素制剂的特点及临床应用 [J]. 实用妇产科杂志, 2011, 27（1）: 11-14.

[16] 乔杰, 马彩虹, 刘嘉茵, 等. 辅助生殖促排卵药物治疗专家共识 [J]. 生殖与避孕, 2015, 35（4）: 211-223.

[17] 肖劲松, 速存梅, 曾宪涛. 促性腺激素释放激素抑制剂与促性腺激素释放激素激动剂用于 IVF-ET 中正常反应患者的系统性评价及 Meta 分析 [J]. 生殖医学杂志, 2015, 24（10）: 834-844.

[18] 刘风华, 杨业洲, 张松英, 等. 辅助生殖技术并发症诊断与处理共识 [J]. 生殖与避孕, 2015, 35（7）: 431-439.

[19] 李丽, 李媛. 黄体期使用促性腺激素释放激素激动剂的效果评价 [J]. 中华生殖与避孕杂志, 2017, 37（8）: 679-684.

[20] SEIKKULA J, ANTTILA L, POLO-KANTOLA P, et al. Effect of mid-luteal phase GnRH agonist on frozen-thawed embryo transfers during natural menstrual cycles: a randomized clinical pilot study[J]. Gynecol Endocrinol, 2016, 32(12): 961-964.

[21] LEWIS T D, MALIK M, BRITTEN J, et al. A comprehensive review of the pharmacologic management of uterine leiomyoma[J]. BioMed Research International, 2018: 1-11.

[22] 郎景和, 冷金花, 王泽华, 等. 促性腺激素释放激素激动剂在子宫内膜异位症和子宫平滑肌瘤治疗中的应用专家意见[J]. 中华妇产科杂志, 2017, 52(2): 77-81.

[23] 王淑君, 洛若愚, 涂佳慧, 等. GnRH-a 联合反加疗法对子宫内膜异位症保守性手术后患者疗效的 Meta 分析[J]. 中国妇幼保健, 2015, 30(18): 3109-3112.

[24] 田沛, 郭红燕. 子宫腺肌症的药物治疗[J]. 河北医科大学学报, 2017, 38(5): 617-620.

[25] 徐兵河, 邵志敏, 胡夕春, 等. 中国早期乳腺癌卵巢功能抑制临床应用专家共识(2016年版)[J]. 中国癌症杂志, 2016, 26(8): 712-720.

[26] 中华医学会妇产科学分会绝经学组. 替勃龙临床用药指导建议[J]. 中国实用妇科与产科杂志, 2013, 29(11): 911-913.

第四章 常见疾病雌、孕激素制剂临床应用的药学监护

第一节 多囊卵巢综合征

一、定 义

多囊卵巢综合征（polycystic ovarian syndrome，PCOS）是一种常见的妇科内分泌疾病，其病因至今尚未阐明。在临床上以雄激素过高的临床或生化表现、持续无排卵、卵巢多囊改变为特征，常伴有胰岛素抵抗和肥胖，又称Stein-Leventhal综合征。

二、药学监护相关症状、体征与检查指标

1. 典型症状、体征

（1）月经失调：为最主要的症状，多表现为月经稀发（周期为35日~6个月）或闭经，闭经前常有经量过少或月经稀发；也可表现为子宫不规则出血、月经周期或经期或经量无规律性。

（2）不孕：育龄妇女因排卵障碍导致不孕。

（3）多毛、痤疮：是高雄激素血症的最常见的表现，出现不同程度的多毛，以性毛为主，阴毛浓密且呈男性型倾向，延及肛周、腹股沟或腹中线，也有上唇细须或乳晕周围有长毛出现等。油脂性皮肤及痤疮常见，与体内雄激素积聚刺激皮脂腺分泌旺盛有关。

（4）肥胖：50%以上的患者肥胖（体重指数 $\geqslant 25kg/m^2$），且常呈腹部肥胖型（腰围/臀围 $\geqslant 0.80$）。

（5）黑棘皮病：阴唇、颈背部、腋下、乳房下和腹股沟等处皮肤褶皱部分出现灰褐色色素沉着，呈对称性，皮肤增厚、质地柔软。

2. 检查指标

（1）盆腔超声检查：见卵巢增大，包膜回声增强，轮廓较光滑，间质回声增强；一侧或两侧卵巢各有 12 个以上直径为 2~9mm 的无回声区，围绕卵巢边缘，呈车轮装排列，称为"项链征"。连续监测未见主导卵泡发育及排卵迹象。

（2）内分泌测定

1）血清雄激素：血清总睾酮水平正常或轻度升高，通常不超过正常范围上限的 2 倍；可伴有雄烯二酮水平升高，脱氢表雄酮（DHEA）、硫酸脱氢表雄酮水平正常或轻度升高。

2）抗米勒管激素：PCOS 患者的血清抗米勒管激素（anti-Müllerian hormone，AMH）水平较正常值明显增高。

3）其他生殖内分泌激素：非肥胖的 PCOS 患者多伴有 LH 与 FSH 比值 ≥ 2；20%~35% 的 PCOS 患者可伴有血清催乳素（PRL）水平轻度增高。

4）代谢指标评估：口服葡萄糖耐量试验（OGTT），测定空腹血糖、服糖后 2 小时血糖水平；空腹血脂指标测定；肝功能检查。

5）其他内分泌激素：酌情选择甲状腺功能、胰岛素释放试验、皮质醇、肾上腺皮质激素释放激素、17α- 羟孕酮测定。

3. 疾病主要诊断依据　PCOS 的诊断为排除性诊断。月经稀发或闭经或不规则出血是诊断的必需条件。另外再符合下列 2 项中的 1 项：①高雄激素的临床表现或高雄激素血症；②超声下表现为 PCOM（卵巢多囊状态）。具备上述疑似 PCOS 诊断条件后还必须逐一排除其他可能引起高雄激素的疾病和引起排卵异常的疾病才能确定 PCOS 的诊断。

青春期 PCOS 的诊断略有区别：必须同时符合上述①和② 2 个指标以及满足初潮后月经稀发持续至少 2 年或闭经，同时排除其他疾病方可诊断。

三、药物治疗方案和药物选择

1. 调节月经周期　定期合理应用药物对抗雄激素作用并控制月经周期非常重要。

（1）周期性使用孕激素：可以作为青春期、围绝经期 PCOS 患者的首选，也可用于育龄期有妊娠计划的 PCOS 患者。推荐使用天然孕激素或地屈孕酮，其优点是不抑制卵巢轴的功能或抑制作用较轻，更适合于青春期患者，对代谢的影响小；缺点是无降低雄激素、治疗多毛及避孕的作用。用药时间一般为每个周期 10~14 天。具体药物有地屈孕酮（10~20mg/d）、微粒化黄体酮（100~200mg/d）、醋酸甲羟孕酮（10mg/d）、黄体酮（肌内注射 20mg/d，每月 3~5 天）。推荐首选口服剂型。

（2）短效复方口服避孕药：短效复方口服避孕药（COC）不仅可调整月经周期、预防子宫内膜增生，还可使高雄激素症状减轻，可作为育龄期无生育要求的 PCOS 患者的首选，青春期患者酌情可用。围绝经期可用于无血栓高危因素的患者，但应慎用，不作为首选。3~6 个周期后可停药观察，症状复发后可再用药（如无生育要求，育龄期推荐持续使用）。用药时需注意 COC 的使用禁忌证。

（3）雌、孕激素周期序贯治疗：极少数 PCOS 患者胰岛素抵抗严重、雌激素水平较低、子宫内膜薄，单一孕激素治疗后子宫内膜无撤退性出血反应，需要采用雌、孕激素序贯治疗；也用于雌激素水平偏低、有生育要求或有围绝经期症状的 PCOS 患者。可口服雌二醇 1~2mg/d（每月 21~28 天），周期的后 10~14 天加用孕激素，孕激素的选择和用法同上述"周期性使用孕激素"。对伴有低雌激素症状的青春期、围绝经期 PCOS 患者可作为首选，既可控制月经紊乱，又可缓解低雌激素症状。具体方案参照绝经期激素治疗（MHT）的相关指南。

2. 降低血雄激素水平

（1）短效 COC：建议 COC 作为青春期和育龄期 PCOS 患者高雄激素血症及多毛、痤疮的首选治疗。对于有高雄激素临床表现的初潮前女孩，若青春期预防已进入晚期（如乳房发育 ≥ Tanner Ⅳ级），如有需求也可选用 COC 治疗。治疗痤疮，一般用药 3~6 个月可见效；如为治疗性毛过多，服药至少需要 6 个月才显效，这是由于体毛的生长有固有的周期；停药后可能复发。有中、重度痤疮或性毛过多，要求治疗的患者也可到皮肤科就诊，配合相关的药物局部治疗或物理治疗。

（2）螺内酯（spironolactone）：适用于 COC 治疗效果不佳、有 COC 使用禁忌证或不能耐受 COC 的高雄激素患者。抗雄激素剂量为 50~200mg/d，推荐剂量为 100mg/d，治疗多毛需用药 6 个月以上。但在大剂量使用时需注意高钾血症，建议定期复查血钾。育龄期患者在服药期间建议采取避孕措施。

3. 改善胰岛素抵抗　对肥胖或有胰岛素抵抗的患者常用胰岛素增敏剂。二甲双胍（metformin）可抑制肠道葡萄糖吸收、肝糖原异生和输出，增加组织对葡萄糖的摄取利用，提高胰岛素敏感性，有降低高血糖的作用，但不降低正常血糖。通过降低血胰岛素水平达到纠正患者高雄激素状态、改善卵巢排卵功能、提高促排卵治疗的效果。常用剂量为每次口服 500mg，每日 2~3 次。禁忌证包括心、肝、肾功能不全，酗酒等。

4. 诱发排卵 对有生育要求者在生活方式调整、抗雄激素和改善胰岛素抵抗等基础治疗后进行促排卵治疗。氯米芬为一线促排卵药物,氯米芬抵抗患者可给予二线促排卵药物如促性腺激素等。诱发排卵时易发生卵巢过度刺激综合征,须严密监测,加强预防措施。

四、监护要点

1. 治疗开始前的药学评估 在药物治疗开始前,药师应询问患者以下问题:是否有生育需求;是否有基础疾病;是否有肝、肾损伤;是否有妇科肿瘤病史;是否有血栓病史;是否有药物、食物或其他物质过敏史。

2. 治疗过程中的药学监护

(1)治疗效果评估:由于多囊卵巢综合征的治疗疗程较长,可观察服药期间的月经情况,3 个月后可检查性激素水平。

(2)治疗有效指标:月经是否规律、是否排卵、雄激素水平。

3. 治疗注意事项和药物相互作用

(1)雌、孕激素治疗方案需按周期长时间服药,因此按时服药为该治疗方案的重点。在用药期间应定期监测凝血指标,肝、肾功能等。

(2)药物不良反应:在药物治疗过程中,药师应关注以下可能出现的不良反应,以便于及时采取措施来避免影响治疗;同时应将这些治疗相关性不良反应告知患者,有助于提高患者治疗的依从性。雌、孕激素的耐受性良好,常见不良反应包括恶心,腹痛,体重增加,头痛,情绪改变,乳房疼痛、触痛,月经间期出血。

4. 患者教育

(1)患者的依从性:雌、孕激素治疗方案需按周期连续服用,应每日按固定时间服用。如出现漏服,若服用间隔为 24 小时,则漏服时间与应服药时间间隔＜12 小时则应补服,间隔＞12 小时则无须补服。

(2)生活方式调整:生活方式干预是 PCOS 患者首选的基础治疗,尤其是对合并超重或肥胖的 PCOS 患者。生活方式干预包括饮食控制、运动和行为干预。

1)饮食控制:坚持低热量饮食、调整主要的应用成分、替代饮食等。在患者条件允许的情况下,可进行营养测定,以根据患者的个体情况进行饮食调整。

2)运动:适量规律的耗能体格锻炼(每天 30 分钟,每周至少 5 次)及减少久坐的行为是减重的最有效的方法,同时应根据个人意愿及个人体力的限度制订个体化方案。

3)行为干预:改变易引起疾病的生活习惯(不运动、饮酒和吸烟等)和心理状态(如压力、沮丧和抑郁等)能使传统的饮食控制或运动措施更有效,也能降低血栓及肿瘤的发生率。

案例分析

案例:患者,女,39岁。月经不规律9个月余,表现为周期紊乱,经期和经量较前无显著变化,约10年前诊断为多囊卵巢综合征。

患者于2011年行剖宫产1次,现因有生育要求就诊于我院,患者末次月经为2017年7月20日,今日为月经第42天,今日HCG早孕测定结果为阴性,排除早孕的可能性。今日行阴道B超,结果提示左卵巢位置居后,大小为2.9cm×2.17cm,卵泡数>12个,无大卵泡;右卵巢位置居后,大小为3.39cm×2.7cm,卵泡数>12个,最大的卵泡为0.76cm。

分析:患者目前表现为月经紊乱、多囊卵巢、高雄体征、肥胖,总体治疗目标包括调理月经、改善雄激素过多症状、预防子宫内膜增生和子宫内膜癌等。本患者诊断为多囊卵巢综合征,有生育要求,在诱导排卵之前先服用几个周期的OC预调理;患者目前腰围104cm、臀围114cm、BMI 35.156kg/m²,为肥胖患者,肥胖可能导致生育失败,即使是怀孕成功,肥胖患者发生流产、妊娠高血压、妊娠糖尿病、胎儿生长受限、早产等产科并发症的概率很大,故减重是肥胖型PCOS不孕症患者促进生育的基础治疗;患者年龄39岁,虽然前期的检查和化验结果提示患者并无COC的使用禁忌证,但应尽量为患者选择低剂量的雌激素。

临床药师可嘱患者,屈螺酮炔雌醇片一共21片,在自然月经周期的第1天开始服用本药,服用21天(也就是1盒的量),停7天,可能会在停药的2~3天出现撤退性出血,如果直至7天阴道出血未干净也应该开始下一周期的服药。如果出现漏服的情况,应该在12小时之内补服,漏服之后可能会出现出血也请不要紧张。服药期间禁止吸烟,因为吸烟会导致血栓风险增高。提醒患者促排前3个月应开始服用小剂量的叶酸。

同时应指导患者注意生活方式的调整:①坚持低热量饮食的摄入,少吃高糖和高脂食物,改变不良饮食习惯,戒烟、少酒、少咖啡;②适量运动,每天坚持运动30分钟,每周至少5次,因为患者的体重较大,尽量避免跑步、爬山、骑车等损伤膝盖脚踝的运动,可选择游泳、瑜伽等舒缓的运动。

第二节　围绝经期综合征

一、相 关 概 念

1. 绝经　绝经（menopause）是指妇女一生中的最后 1 次月经，是一个回顾性概念，一般需要在最后 1 次月经 12 个月之后方能确认。绝经的真正含义并非指月经的有无，而是指卵巢功能的衰竭。

2. 人工绝经　人工绝经（artificial menopause）是指通过各种医疗措施导致卵巢功能衰竭。单纯子宫切除的妇女如卵巢功能正常，不是绝经，不需要进行 MHT，但其卵巢功能衰退可能早于未行子宫切除的妇女，应密切观察卵巢功能变化，及时开始 MHT。

3. 绝经前期　绝经前期（premenopause）是指卵巢有活动的时期，包括自青春期到绝经的一段时期。

4. 绝经后期　绝经后期（postmenopause）是指从绝经一直到生命终止的这段时期。

5. 绝经过渡期　绝经过渡期（menopausal transitional period）是从绝经前的生育期走向绝经的一段过渡时期，是从临床特征、内分泌学及生物学上开始出现绝经趋势（如月经周期紊乱等）直至最后 1 次月经的时期。绝经过渡期又分为绝经过渡期早期和绝经过渡期晚期。进入绝经过渡期早期的标志是 40 岁以上的妇女在 10 个月之内发生 2 次相邻月经周期长度的变化≥ 7 天，进入绝经过渡期晚期的标志是月经周期长度超过原月经周期 2 倍以上。

6. 围绝经期　围绝经期（perimenopausal period）的起点同绝经过渡期，终点为最后 1 次月经后 1 年。

7. 更年期　更年期（climacteric）是传统名称，指绝经及其前后的一段时间，是从生殖期过渡到老年期的一个特殊生理阶段，包括围绝经期前后。更年期综合征是指妇女在更年期出现的一系列症状。

8. 卵巢功能早衰　卵巢功能早衰（premature ovarian failure，POF）同提前绝经（premature menopause），指 40 岁之前达到卵巢功能衰竭，即类似于绝经状态。

9. MHT　绝经期激素治疗（MHT）主要指对卵巢功能衰退的妇女，在有适应证、无禁忌证的前提下，个体化给予低剂量的雌和 / 或孕激素药物治疗。对于有子宫者,需在补充雌激素的同时添加孕激素,称为雌、孕激素治疗(estrogen progestogen therapy, EPT),而对于无子宫者则可采用单纯雌激素治疗(estrogen therapy, ET)。

10. 窗口期　适合进行治疗的时间段。在 MHT 领域中特指对绝经早期有症状的中年妇女进行 MHT,会形成一个对骨骼、心血管和神经系统的长期保护作用的时间段。一般为绝经 10 年之内或 60 岁以前。对于仅以预防骨折为目的、既往未用 MHT 且年龄 ≥ 60 岁的妇女,不推荐开始使用 MHT。

11. 骨质疏松症　是以骨量减少、骨质量受损及骨强度降低,导致骨脆性增加,易发生骨折为特征的全身性骨病。

二、药学监护相关症状、体征与检查指标

1. 典型症状、体征　绝经期综合征的近期表现主要为月经紊乱、血管舒缩功能不稳定及精神神经症状;远期表现为泌尿生殖功能异常、骨质疏松症及心血管系统疾病等。

(1)近期症状

1)月经紊乱:是绝经过渡期的常见症状,由于稀发排卵或无排卵,表现为月经周期不规则、经期持续时间长及经量增多或减少。此症状的出现取决于卵巢功能状态的波动性变化。

2)血管舒缩症状:主要表现为潮热,为血管舒缩功能不稳定所致,是雌激素降低的特征性症状。其特点是反复出现短暂的面部和颈部及胸部皮肤阵阵发红,伴有轰热,继之出汗,一般持续 1~3 分钟。症状轻者每日发作数次,严重者 10 余次或更多,夜间或应激状态易促发。该症状可持续 1~2 年,有时长达 5 年或更长时间。潮热严重时可影响妇女的工作、生活和睡眠,是绝经后期妇女需要性激素治疗的主要原因。

3)自主神经失调症状:常出现如心悸、眩晕、头痛、失眠、耳鸣等。

4)精神神经症状:围绝经期妇女常表现为注意力不易集中,并且情绪波动大,如激动易怒、焦虑不安或情绪低落、抑郁、不能自我控制等情绪症状,记忆力减退也较常见。

(2)远期症状

1)泌尿生殖道症状:主要表现为泌尿生殖道萎缩症状,出现阴道干涩、性交困难及反复阴道感染,以及排尿困难、尿痛、尿急等反复发生的尿路感染。

2)骨质疏松症:绝经后妇女雌激素缺乏使骨质吸收增加,导致骨量快速

丢失而出现骨质疏松症。50岁以上的妇女半数以上会发生绝经妇女骨质疏松症，一般发生在绝经后的5~10年内，最常发生在椎体。

3）阿尔茨海默病：绝经后期妇女比老年男性的患病风险高，可能与绝经后雌激素水平降低有关。

4）心血管病变：绝经后妇女的糖脂代谢异常增加，动脉硬化、冠心病的发病风险较绝经前明显增加，可能与雌激素低下有关。

2. 检查指标 围绝经期激素补充前的基本检查项目为常规健康体检的女性检查项目，包括体格检查和辅助检查。甾体激素类药物主要在肝脏中合成和代谢，代谢产物主要经尿排出，严重肝、肾功能障碍为激素补充治疗的禁忌证，因此使用雌、孕激素之前需要监测生化指标。雌、孕激素的生理和药理作用广泛，对子宫内膜、乳腺、凝血系统和代谢均有一定程度的影响，因此使用激素补充时需要对患者进行全面的身体检查和评估（图4-1）。

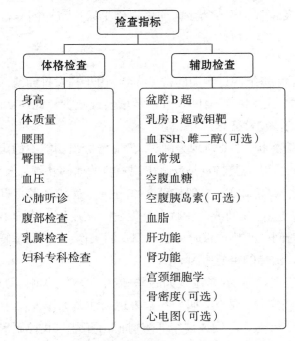

图4-1 围绝经期激素补充的检查项目

3. 疾病主要诊断依据

（1）病史、临床表现及卵巢功能评价等实验室检查有助于诊断围绝经期综合征。①血清FSH值及E_2值测定：检查血清FSH值及E_2值有助于了解卵巢功能。围绝经期妇女的血清FSH > 10U/L，提示卵巢储备功能下降；闭经、

FSH > 40U/L 且 E_2 < 20pg/ml，提示卵巢功能衰竭。②氯米芬兴奋试验：月经第 5 日起口服氯米芬，每日 50mg，共 5 日，停药第 1 日测血清 FSH > 12U/L，提示卵巢储备功能降低。

（2）骨质疏松症的诊断基于全面的病史采集、体格检查、骨密度测定、影像学检查及必要的生化测定。①骨密度和骨量测定：目前公认的骨质疏松症诊断标准是基于双能 X 射线吸收法（DXA）测量的结果，其分类标准见表 4-1。T- 值 =（实测值 – 同种族同性别正常青年人的峰值骨密度）/ 同种族同性别正常青年人峰值骨密度的标准差。②脆性骨折：是指受到轻微创伤或日常活动中即发生的骨折。如髋部或椎体发生的脆性骨折，不依赖骨密度测定，临床上即可诊断为骨质疏松症；而在肱骨近端、盆骨或前臂远端发生的脆性骨折，即使骨密度测定显示低骨量（–2.5 < T- 值< –1.0），也可诊断为骨质疏松症。其诊断标准见表 4-2。

表 4-1　基于 DXA 测定的骨密度分类标准

分类	T- 值
正常	T- 值 ≥ –1.0
低骨量	–2.5 < T- 值< –1.0
骨质疏松症	T- 值 ≤ –2.5
严重的骨质疏松症	T- 值 ≤ –2.5+ 脆性骨折

表 4-2　骨质疏松症的诊断标准

骨质疏松症的诊断标准（符合以下 3 条中之一者）
髋部或椎体脆性骨折
DXA 测量的中轴骨骨密度或桡骨远端 1/3 骨密度的 T- 值 ≤ –2.5
骨密度测量符合低骨量（–2.5 < T- 值< –1.0）+ 肱骨近端、骨盆或前臂远端脆性骨折

三、药物治疗方案和药物选择

1. 一般治疗　通过心理疏导，使围绝经期妇女了解围绝经期的生理过程，并以乐观的心态相适应。必要时选用适量镇静药帮助睡眠，如睡前服用艾司唑仑 2.5mg。谷维素有助于调节自主神经功能，每次 20mg，每日 3 次，口服。鼓励建立健康的生活方式，包括坚持锻炼身体、健康饮食、增加日晒时间、摄入足量的蛋白质及含钙丰富的食物，以预防骨质疏松症。

2. 植物类药物　主要包括黑升麻异丙醇萃取物、升麻乙醇萃取物,是临床中常用的植物药,可以缓解潮热、焦虑等多种神经内分泌系统症状而自身无雌激素样作用,其有效性及安全性得到一些质量较高的临床试验的肯定。2012 年,中华医学会妇产科学分会绝经学组提出,对于尚不适应使用激素替代治疗、不愿接受或存在禁忌证的妇女,可选择其他非激素制剂治疗绝经期症状,如植物类药物黑升麻异丙醇萃取物、升麻乙醇萃取物。

3. 植物雌激素类药物　如大豆类食物、红三叶草、葛根、银杏提取物等含有与人类体内的雌激素结构相类似的化合物,在体内可与雌激素受体 α、β 结合,从而发挥雌激素样和抗雌激素作用,缓解围绝经期相关症状。目前对于植物雌激素类用于治疗绝经期症状的合理剂量尚缺乏研究。

4. 中药类　目前临床应用较多的是中成药,如坤泰胶囊、坤宝丸等,在缓解绝经症状方面安全有效。

5. MHT

(1)单纯孕激素补充治疗:适用于绝经过渡期,调整卵巢功能衰退过程中出现的月经问题。地屈孕酮 10~20mg/d,或微粒化黄体酮胶丸或胶囊200~300mg/d,或醋酸甲羟孕酮 4~6mg/d,每个月经周期使用 10~14 天。

(2)单纯雌激素补充治疗:适用于已切除子宫的妇女。结合雌激素0.3~0.625mg/d,或戊酸雌二醇片 0.5~2.0mg/d,或半水合雌二醇贴片每 7 天1/2~1 贴,连续应用。半水合雌二醇贴片是经皮吸收的天然雌激素制剂,避免肝脏首关效应,可用于有肝胆功能障碍和血栓形成高危因素而不适合口服雌激素的患者。

若只针对泌尿生殖道萎缩症,低剂量的雌激素即可有效。常用药物有雌二醇阴道环和雌二醇软膏。醋酸雌二醇阴道环每 24 小时能释放 0.05mg 醋酸雌二醇,供 90 天连续使用,可有效缓解泌尿生殖道低雌激素引发的干燥、松弛等状况;雌二醇软膏由每天 1 次开始使用,当症状缓解后可改为每周 1~2次,连续使用 1~3 个月,也能有效改善阴道萎缩。使用不经阴道黏膜吸收的雌激素如普罗雌烯阴道片和乳膏;短期(3 个月内)局部应用低剂量可经阴道黏膜吸收的雌激素——结合雌激素软膏(活性成分 0.625mg/g)和雌三醇乳膏(活性成分 1mg/g)。

(3)雌、孕激素序贯用药:适用于有完整子宫、围绝经期或绝经后期仍希望有月经样出血的妇女。这种用药方式是模拟月经生理周期,在用雌激素的基础上每月加用孕激素 10~14 天;按雌激素的应用时间又分为周期序贯和连续序贯，前者每周期停用雌激素 2~7 天，后者连续应用雌激素。雌激素多采用戊酸雌二醇 1~2mg/d 或结合雌激素 0.3~0.625mg/d，也可采用半水合雌二醇贴片每 7 天 1/2~1 贴或雌二醇凝胶 1.25g/d 经皮涂抹；孕激素多采用地屈孕酮 10mg/d 或微粒化黄体酮胶丸 100~300mg/d 或醋酸甲羟孕酮 4~6mg/d。也可采用复方制剂，在周期序贯方案中可采用戊酸雌二醇片 / 雌二醇环丙孕酮片复合包装，按每天 1 片，用完 1 盒后停药 7 天，再开始下 1 个周期的治疗；连续序贯方案可采用雌二醇 / 雌二醇地屈孕酮片（1/10 或 2/10 剂量），按序每天 1 片，用完 1 盒后直接开始下 1 盒，中间不停药。

（4）雌、孕激素连续联合用药：适用于有完整子宫、绝经后期不希望有月经样出血的妇女。该法每日均联合应用雌、孕激素，一般为连续性（连续用药不停顿）给药。雌激素多采用戊酸雌二醇 0.5~1.5g/d 或结合雌激素 0.30~0.45mg/d 或半水合雌二醇贴片每 7 天 1/2~1 贴或雌二醇凝胶 1.25g/d 经皮涂抹；孕激素多采用地屈孕酮 5mg/d 或微粒化黄体酮胶丸 100mg/d 或醋酸甲羟孕酮 1~3mg/d。也可采用复方制剂，如雌二醇屈螺酮片每天 1 片。

6. 替勃龙　连续应用适合于绝经后不希望来月经的妇女，能有效改善绝经相关症状，防治绝经妇女骨质疏松症，尤其在绝经后女性性生活和情绪方面有积极的疗效，推荐剂量为 1.25~2.50mg/d。

7. 骨质疏松症治疗药物

（1）骨矿化促进药物：钙是骨矿化的主要原料，是治疗骨质疏松症的基础药物，钙剂与维生素 D 联合应用能促进其吸收，达到增强骨质正常钙化的作用。服用钙剂对于绝经后妇女，尤其是钙摄入低者，也有防止骨丢失和骨折的作用。2018 年国家卫健委发布了《中国居民膳食营养素参考摄入量》，建议 50 岁及 50 岁以上的人群每日钙推荐摄入量为 1 000mg。成人推荐维生素 D 摄入量为 400IU（10μg）/d；65 岁及 65 岁以上的老年人因缺乏日照，以及摄入和吸收障碍常有维生素 D 缺乏，推荐摄入量为 600IU（15μg）/d；可耐受的最高摄入量为 2 000IU（50μg）/d。2018 年《中国老年骨质疏松症诊疗指南》中提到，根据国内外指南推荐意见，老年人群及老年骨质疏松症患者建议钙剂摄入量为 1 000~1 200mg/d，维生素 D_3 摄入量为 800~1 200IU/d。

（2）抗骨质疏松症药物：抗骨质疏松症药物按作用机制可分为骨吸收抑制剂、骨形成促进剂、其他机制类药物（表 4-3）。通常首选具有较广抗骨折谱的药物（如阿仑膦酸钠、唑来膦酸、利塞膦酸钠和狄诺塞麦等）。对低、中度骨折风险者（如年轻的绝经后妇女、骨密度水平较低但无骨折史者）首选口服药物治疗。对口服不能耐受、禁忌、依从性欠佳及高骨折风险者（如多发椎体骨折或髋部骨折的老年患者、骨密度极低的患者）可考虑使用注射剂型（如唑来膦酸、特立帕肽或狄诺塞麦等）。如仅椎体骨折高风险，而髋部和非椎体骨折风险不高的患者，可考虑选用雌激素或选择性雌激素受体调节剂（selected estrogen receptor modulator，SERM）。新发骨折伴疼痛的患者可考虑短期使用降钙素。

表 4-3　防治骨质疏松症的主要药物

	分类	代表药物	用法用量
骨吸收抑制剂	双膦酸盐类	阿仑膦酸钠	70mg，每周 1 次或 10mg q.d.，空腹口服
		唑来膦酸	5mg，每年 1 次，静脉滴注
		利塞膦酸钠	35mg，每周 1 次，空腹口服
		伊班膦酸钠	2mg，每 3 个月 1 次，静脉滴注
		依替膦酸钠	200mg，b.i.d.，口服
	调节血钙浓度药物	依降钙素	20U，每周 1 次，肌内注射
		鲑鱼降钙素鼻喷剂	200IU，每日或隔日 1 次，鼻喷
	雌激素受体调节因子	雷洛昔芬	60mg，每日 1 次，口服
骨形成促进剂	甲状旁腺激素类似物	特立帕肽	20μg，每日 1 次，皮下注射
其他机制类药物	活性维生素 D	α-骨化醇	0.25~1.0μg，每日 1 次，口服
		骨化三醇	0.5μg，每日 1 次，口服
	维生素 K_2	四烯甲萘醌	15mg，每日 3 次，口服
	锶盐	雷奈酸锶	2g，每日 1 次，睡前口服

四、监护要点

1. 治疗开始前的药学评估

（1）MHT 的适应证：①绝经的相关症状（A 级证据），如月经紊乱、潮热、多汗、睡眠障碍、疲倦及情绪障碍如易激动、烦躁、焦虑、紧张或情绪低落等；②泌尿生殖道萎缩的相关症状（A 级证据），如阴道干涩、疼痛、性交痛、反复发作的阴道炎、排尿困难、反复泌尿系统感染、夜尿多、尿频和尿急；③低骨量及骨质疏松症（A 级证据），包括有骨质疏松症的危险因素及绝经妇女骨质疏松症。

（2）MHT 的禁忌证：已知或可疑妊娠；原因不明的阴道出血；已知或可疑患有乳腺癌；已知或可疑患有性激素依赖性恶性肿瘤；患有活动性静脉或动脉血栓栓塞性疾病（最近 6 个月内）；严重的肝、肾功能障碍；血卟啉症、耳硬化症；已知患有脑膜瘤（禁用孕激素）。

（3）MHT 的慎用情况：包括子宫肌瘤、子宫内膜异位症、子宫内膜增生史、尚未控制的糖尿病及严重高血压、有血栓形成倾向、胆囊疾病、癫痫、偏头痛、哮喘、高催乳素血症、系统性红斑狼疮、乳腺良性疾病、乳腺癌家族史。慎用情况并非禁忌证，是可以应用 MHT 的，但是在应用之前和应用过程中应该咨询相应专业的医师，共同确定应用 MHT 的时机和方式，同时采取比常规随诊更为严密的措施监测病情进展。

2. 治疗过程中的药学监护

（1）药物剂量：应用 MHT 时应个体化用药；且应在综合考虑绝经期具体症状、治疗目的和危险性的前提下，选择能达到治疗目的最低有效剂量；可考虑应用较现有标准用法更低的剂量；对于卵巢功能早衰妇女，MHT 所用药物的剂量应大于正常年龄绝经的妇女。

（2）用药时间：在卵巢功能开始减退并出现相关绝经症状后即开始给予 MHT，可达到最大的治疗益处。MHT 期间应至少每年进行 1 次个体化受益 / 风险评估，根据评估情况决定疗程长短，并决定是否继续应用。根据现有的循证医学证据，没有必要对 MHT 持续时间进行限制，只要受益大于危险，即可继续给予 MHT。对于提前绝经者，推荐 MHT 应至少用至正常绝经年龄，之后按照正常年龄绝经妇女对待。

（3）药物治疗监测：患者的潮红、出汗等症状减轻，睡眠质量提高，根据 Kupperman 评分标准（表4-4）进行评估，明确疗效大于风险时方可使用。

（4）药物不良反应监测：①雌激素长期大量应用可引起子宫内膜过度增生，绝经期妇女使用雌激素可使子宫内膜癌的发生率增加 5~7 倍，且与所用的剂量和时间有关。MHT 治疗时应使用最低有效剂量，尽量缩短疗程，雌激素结合孕激素使用，使用过程中定期检查子宫内膜变化情况。②雌、孕激素联合应用的第 1 年常出现各种类型的突破性出血，直到子宫内膜开始萎缩。③对于正在接受雌、孕激素治疗的患者，发生肺栓塞和深静脉血栓的风险增加，应定期监测，或选择经皮吸收的雌激素制剂。雌、孕激素的使用过程需定期评估,明确收益大于风险方可继续使用。停止雌激素治疗时,一般主张缓慢减量或间歇用药,逐步停药,防止症状复发。

表 4-4　围绝经期综合征的症状评分标准

症状	基本分	程度评分			
		0	1	2	3
潮热、出汗	4	无	<3 次 /d	3~9 次 /d	≥10 次 /d
感觉异常	2	无	与天气有关	平常有冷、热、痛、麻木感	冷、热、痛感丧失
失眠	2	无	偶尔	经常,服安眠药有效	影响工作生活
情绪波动	2	无	偶尔	经常,能自控	经常,不能自控
抑郁、疑心	1	无	偶尔	经常,能自控	失去生活信念
眩晕	1	无	偶尔	经常,不影响生活	影响日常生活
疲乏	1	无	偶尔	上 4 楼困难	日常生活受限
骨关节痛	1	无	偶尔	经常,不影响功能	功能障碍
头痛	1	无	偶尔	经常,能忍受	需服药
心悸	1	无	偶尔	经常,不影响生活	需治疗
皮肤蚁走感	1	无	偶尔	经常,能忍受	需治疗
性生活	2	正常	性欲下降	性生活困难	性欲丧失
泌尿系统感染	2	无	偶尔	>每年 3 次,能自愈	>每年 3 次,需服药

注:改良 Kupperman 评分标准,症状评分 = 基本分 × 程度评分,各分数相加之和为总评分,总分 > 30 分为重度、16~30 分为中度、6~15 分为轻度、< 6 分为正常。改良 Kupperman 评分中的任何1 项达到 2 分即为影响患者的生活质量。

3. 治疗注意事项和药物相互作用

(1)绝经成为绝经后妇女心血管疾病的独立危险因素,但不推荐仅仅为预防冠心病使用 MHT。健康的生活方式对心血管疾病的预防有很好的帮助,包括戒烟、限酒、饮食控制、减轻体重、降低血压、控制血糖及血脂。

（2）单纯雌激素补充治疗可能对冠状动脉有更多的益处。如需要加用孕激素保护子宫内膜，屈螺酮、地屈孕酮、天然孕酮与其他种类的孕激素相比，对心血管的副作用更少，相对更安全。

（3）有静脉血栓栓塞史的妇女应慎用口服 MHT。有潜在或已证实有静脉栓塞和卒中危险因素的妇女，在应用 MHT 前应进行个体化咨询。对于这些妇女，应选择非口服途径的 MHT。

（4）使用不同种类和不同给药途径的雌、孕激素，可能对乳腺癌的发生风险有不同影响。现有的数据提示，天然或某些合成孕激素（如微粒化黄体酮和地屈孕酮）可能不增加乳腺癌的发生风险；有限的证据表明，屈螺酮和 7- 甲基异炔诺酮也可能具有一定的乳腺安全性问题，但目前还没有足够的临床数据来评价；WHI 的数据显示，单用雌激素达 7 年，不会增加乳腺癌的发生风险，甚至稍有下降。但目前的证据表明，乳腺癌仍然是 MHT 的禁忌证。

（5）MHT 对改善生殖、泌尿系统萎缩症状效果良好，尤其是阴道局部使用雌激素，但须持续治疗才能维持疗效，停止使用后症状可能再次出现。绝经后妇女反复泌尿系统感染可经阴道使用雌激素进行治疗。对单纯的压力性尿失禁的治疗首选盆底肌训练和手术治疗，MHT 不能预防和治疗压力性尿失禁，但围手术期阴道局部应用雌激素有利于尿失禁和其他盆底功能障碍性疾病的手术操作和术后恢复。

（6）MHT 是否增加卵巢上皮性癌和子宫颈腺癌的发生风险目前有争议；MHT 中规范应用孕激素不增加子宫内膜癌的发生风险。

（7）妇科恶性肿瘤患者术后 MHT 目前尚缺乏循证医学研究证据，总体原则应该持慎重态度，与患者充分沟通，知情选择。对于绝经相关症状严重者，可根据患者情况，权衡利弊进行个体化应用，以提高患者的生命质量。

（8）人工绝经的妇女发生各种围绝经期相关问题的风险更大，症状会更严重，也是需要特别关注的人群。对于 40 岁以前切除双侧卵巢的妇女，可考虑应用雌激素，必要时可给予雄激素治疗。

4. 患者教育　多种因素可影响围绝经期的进展，如饮食、精神心理、运动、药物、吸烟、饮酒、肥胖等因素。药师应有针对性地对患者进行教育，帮助其正确认识疾病的治疗，提高治疗效果。

（1）一般教育：①心理健康教育。帮助患者正确认识围绝经期综合征，它属于正常的自然生理过程，引导患者学会控制自己的心情，正确认识围绝经期健康问题，缓解焦虑不安的情绪，顺利平稳地度过围绝经期。②生活方式教育。加强营养，摄入富含钙质、低盐和适量蛋白质的均衡膳食，保证充足的日照；规律运动，推荐规律的负重及肌肉力量训练，包括慢跑、太极拳、瑜伽、舞蹈和乒乓球等，运动应循序渐进、持之以恒。③健康教育。通过传单、视频等媒介进行宣传，给患者补充有关围绝经期综合征的机制、症状、注意事项等知识，提高患者的自我保健水平。

（2）用药教育：①雌、孕激素的使用需严格遵医嘱，不得擅自增大或减小剂量。孕激素的疗效受食物的影响大，服药时间需远隔进餐时间。如果错过用药时间，应立即补服；但若接近下次用药时间，则不宜补服；不得一次服用双倍剂量。②注意用药过程中身体是否出现不适，如阴道异常出血、分泌物性状改变，乳房胀痛，胆囊疾病，血栓性疾病如血栓性静脉炎、脑血管病、肺栓塞，突发性部分视力丧失或突发性失明，复视或偏头痛等。若出现上述症状，请立即停药并咨询医师或药师。③钙剂的种类和剂量选择应根据患者的自身生理状况进行。碳酸钙的含钙量高，吸收率高，易溶于胃酸，常见不良反应为上腹部不适和便秘等；枸橼酸钙的含钙量较低，但水溶性较好，胃肠道不良反应少，且枸橼酸有可能减少肾结石的发生，适用于胃酸缺乏和有肾结石风险的患者。④临床应用维生素 D 制剂时应注意个体差异和安全性，定期监测血钙和尿钙浓度。不推荐使用活性维生素 D 纠正维生素 D 缺乏，不建议 1 年单次较大剂量普通维生素 D 的补充。⑤患者服用双膦酸盐类药物时需空腹，用 200~300ml 白水送服，服药后 30 分钟内避免平卧，应保持直立体位（站立或坐立）；此期间应避免进食牛奶、果汁等任何食品和药品。如果出现漏服的情况，请在记起来后的第 2 天早晨服用 1 片，之后依然按照原本正常的服药计划，请勿在同一天内服用 2 次。

第三节　异常子宫出血

一、定义及分型

异常子宫出血（abnormal uterine bleeding，AUB）是妇科常见的症状和体征，作为总的术语，是指与正常月经的周期频率、规律性、经期长度、经期出血量任何 1 项不符的，源自子宫腔的异常出血。为了与国际接轨，中华医学会妇产科学分会妇科内分泌学组采用国际妇产科联盟（FIGO）的 AUB 病因新分类系统（PALM-COEIN 系统），见表 4-5。患者可有 1 个或多个引起 AUB 或与 AUB 有关的病因,诊断表达为单病因,例如异常子宫出血 - 子宫肌瘤(黏膜下);多病因,例如异常子宫出血 - 子宫肌瘤、排卵障碍。此外,已发现的疾病如浆膜下子宫肌瘤不是目前 AUB 的原因,则需并列诊断,诊断表达为异常子宫出血 - 排卵障碍、子宫肌瘤(浆膜下)。排卵障碍性异常子宫出血(abnormal uterine bleeding associated with ovulatory dysfunction, AUB-O)是无排卵、稀发排卵和黄体功能不足引起的异常子宫出血,多与下丘脑垂体 - 卵巢轴功能异常有关。本节药物治疗的药学监护主要针对无排卵、黄体功能不足引起的异常子宫出血。

表 4-5　育龄妇女异常子宫出血的 PALM-COEIN 系统

PALM: 器质性疾病		COEN: 非器质性疾病	
子宫内膜息肉	AUB-P: polyp	凝血功能障碍	AUB-C: coagulopathy
子宫腺肌病	AUB-A: adenomyosis	排卵功能障碍	AUB-O: ovulatory dysfunction
子宫肌瘤	AUB-L: leiomyoma	内膜性	AUB-E: endometrial
恶性疾病和子宫内膜增生	AUB-M: malignancy & hyperplasia	医源性	AUB-I: iatrogenic
		未分类的	AUB-N: not yet classified

二、药学监护相关症状、体征与检查指标

(一)无排卵性异常子宫出血

1. 典型症状、体征　月经失调,即月经周期、经期和月经量的异常变化。

(1)症状:无排卵多见于青春期及围绝经期妇女,临床上表现为月经周期紊乱、经期长短不一、出血量时多时少。出血少时患者可以没有任何自觉症状,出血多时会出现头晕、乏力、心悸等贫血症状。

(2)体征:体征与出血量多少有关,大量出血导致继发性贫血时,患者皮肤、黏膜苍白,心率加快;少量出血无上述体征。妇科检查无异常发现。

2. 检查指标

(1)基础体温测定:基础体温单相提示无排卵。

(2)激素测定:包括生殖功能、甲状腺功能及肾上腺皮质功能等有关激素的测定。

(3)影像学检查:最常用的是超声检查,在评估脑垂体时可能需要 CT 和磁共振成像(magnetic resonance imaging, MRI)检查。

3. 疾病主要诊断依据　根据病史、临床表现和辅助检查，无排卵性异常子宫出血不难诊断。由于 AUB 可由单个或多个病因引起，因此在诊断无排卵性 AUB 时还要注意鉴别其他类型的异常子宫出血。病史对排除其他系统疾病具有重要意义。对任何有性生活史者均应做妊娠试验，以排除妊娠相关疾病；对子宫内膜病变高危人群，需要刮宫排除子宫内膜病变。超声检查在异常子宫出血的诊断中具有重要意义，如果超声发现有引起异常出血的器质性子宫病变，则可排除 AUB-O。另外，超声检查对治疗也有指导意义。超声提示子宫内膜厚，则孕激素止血的效果可能较好；如果内膜薄，则雌激素治疗的效果可能较好。AUB-O 需与各种子宫器质性疾病引起的异常子宫出血相鉴别。在 AUB-O 诊断建立后，还需要完善各项内分泌检查、影像学检查以确定导致排卵障碍的基础病因（表4-6）。

表4-6　排卵障碍的基础病因

生理性	病理性
青春期早期	高雄激素血症（如多囊卵巢综合征、先天性肾上腺皮质增生、分泌雄激素的肿瘤等）
围绝经期	下丘脑功能失调（如减肥后、运动性和精神紧张等）
妊娠	垂体疾病
哺乳	高泌乳素血症
	甲状腺功能异常
	特发性卵巢功能不全
	医源性
	药物性

（二）黄体功能不足性异常子宫出血

1. 典型症状、体征　黄体功能不足属于亚临床疾病，其对患者的健康危害不大，患者往往因为不孕不育来就诊。常见的临床表现有①月经紊乱：月经周期缩短、月经频发。②不孕或流产：由于黄体功能不足，患者不容易受孕；即使怀孕，也容易发生早期流产。据报道，3%~20% 的不孕症与黄体期缺陷有关。

2. 检查指标

（1）子宫内膜活检：是诊断黄体功能不足的金标准。如果活检的内膜比其应有的组织学变化落后 2 天以上，即可诊断。活检的关键是确定排卵日，有条件者可通过 B 超监测和 LH 峰测定确定排卵日。临床上多选择月经来潮前 1~3 天活检，但该方法的误差较大。

（2）基础体温测定：孕激素可以上调体温调定点，使基础体温升高。一般认为基础体温升高天数 ≤ 11 天、上升幅度 ≤ 0.3℃或上升速度缓慢时，应考虑黄体功能不足。需要注意的是，只测定基础体温对诊断黄体功能不足是不够的。

（3）黄体酮测定：黄体酮是黄体分泌的主要激素，因此黄体酮水平可反映黄体功能。黄体中期血黄体酮水平 < 10ng/ml 时，可以诊断为黄体功能不足。由于黄体酮分泌变化很大，因此单靠一次黄体酮测定进行诊断很不可靠。

（4）B 超检查：B 超检查可以从形态学上了解卵泡发育、排卵情况和子宫内膜情况，对判断黄体功能有一定帮助。

3. 疾病主要诊断依据　明确诊断需要子宫内膜活检。另外，根据常规检查很难明确诊断子宫内膜对孕激素的反应性下降。

三、药物治疗方案和药物选择

（一）无排卵性异常子宫出血

根据具体病因选择合适的治疗方案，尽量做到对因治疗，例如高雄激素血症者首选抗高雄激素治疗、年轻高乳素血症者首选多巴胺受体激动剂治疗等。大多数 AUB-O 患者无法做到对因治疗，只能对症处理。急性出血时以止血为首要治疗，出血停止后应选择适当的孕激素或以孕激素为主的治疗方案调整周期，减少远期并发症的发生；有生育要求者选择促排卵治疗。

1. 急性出血的治疗　包括激素止血和手术止血。

（1）雌激素止血

1）己烯雌酚（diethylstibestrol，DES）：开始用量为 1~2mg/ 次，每 8 小时 1 次。血止 3 天后开始减量，每 3 天减 1 次，每次减量不超过原剂量的 1/3。维持剂量为 0.5~1mg/d。

2）戊酸雌二醇（estradiol valerate）：片剂，2mg/ 片。出血时口服 2~6mg/ 次，每 6~8 小时 1 次。血止 3 天后开始减量，维持剂量为 2mg/d。止血后维持治疗 20 天左右，在停药前 5~10 天加用孕激素如醋酸甲羟孕酮片 10mg/d。还可以选择苯甲酸雌二醇（estradiol benzoate）注射剂，2mg/ 支。出血多时每次注射 1 支，每 6~8 小时肌内注射 1 次。血止 3 天后开始减量，具体用法同己烯雌酚，减至 2mg/d 时可改成戊酸雌二醇，但由于肌内注射不方便，因此目前很少使用。停用己烯雌酚（或戊酸雌二醇）和醋酸甲羟孕酮片 3~7 天后会出现撤退性出血。

（2）孕激素止血：临床上常用的孕激素有醋酸炔诺酮、醋酸甲羟孕酮、醋酸甲地孕酮和黄体酮，止血效果最好的是醋酸炔诺酮，其次是醋酸甲羟孕酮和醋酸甲地孕酮，最差的是黄体酮，因此大量出血时不选用黄体酮。孕激素止血既可以用于年轻女性患者的治疗，也可以用于围绝经期患者的治疗。少量出血和中量出血时多选用孕激素；大量出血时既可以选择雌激素，也可以选择孕激素，它们的疗效相当。一般来讲，内膜较厚时多选用孕激素，内膜较薄时多选雌激素。

1）少量子宫出血时的止血：黄体酮注射剂 10mg/d，连用 5 天；或用醋酸甲羟孕酮片 10~12mg/d，连用 7~10 天；或醋酸甲地孕酮片 5mg/d，连用 7~10 天。

2）中多量子宫出血时的止血：醋酸炔诺酮片的止血效果较好，临床上常用，每片剂量为 0.625mg，每次服 5mg，每 6~12 小时 1 次（大出血每小时 1 次，中量出血每 12 小时 1 次）。阴道出血多在半天内减少，3 天内血止。血止 3 天后开始减量，每 3 天减量不超过原剂量的 1/3，维持剂量为 5mg/d，血止 2 天左右停药。如果出血很多，开始可用 5~10mg/ 次，每 3 小时 1 次，用药 2~3 次后改 8 小时 1 次。治疗时应叮嘱患者按时、按量用药，并告知停药后会有撤退性出血，不是症状复发。用药期间注意监测肝功能。酸酸甲地孕酮片（megestrol acetate）中多量出血时每次口服 10mg，每 6~12 时 1 次，血止后渐减量，减量原则同上。与醋酸炔诺酮相比，醋酸甲地孕酮片的止血效果差，对肝功能的影响小。醋酸甲羟孕酮片（medroxyprogesterone acetate，安宫黄体酮）对子宫内膜的止血作用逊于醋酸炔诺酮片，但对肝功能的影响小，中多量出血时每次口服 10~12mg，每 6~12 小时 1 次，血止后逐渐减量，递减原则同上，维持剂量为 10~12mg/d。

3）复方口服避孕药：复方口服避孕药是以孕激素为主的雌、孕激素联合方案。大出血时每次服复方口服避孕药 1~2 片，每 8~12 小时 1 次。血止 2~3 天后开始减量，每 2~3 天减 1 次，每次减量不超过原剂量的 1/3。维持剂量为每天 1~2 片。大出血时国外最常用的是复方口服避孕药，24 小时内多数出血会停止。常用的复方避孕药有去氧孕烯炔雌醇、复方醋酸环丙孕酮等。

4）激素止血时停药时机的选择：一般在出血停止 20 天左右停药，主要根据患者的一般情况决定停药时机。如果患者的一般情况好、恢复快，就可以提前停药，停药后的 2~5 天会出现撤退性出血。如果出血停止 20 天后贫血还没有得到很好的纠正，可以适当延长使用激素的时间，以便于患者得到更好的恢复。

5）其他药物治疗：①雄激素，如丙酸睾酮（testosterone propionate）25mg/支，在出血量多时每天25~50mg肌内注射，连用2~3天，出血明显减少时停止使用。注意为防止发生男性化和肝功能损害，每月总量不宜超过300mg。雄激素不可单独用于无排卵性功能失调性子宫出血的治疗，它需要与雌激素和/或孕激素联合使用。②辅助治疗药物，包括输血、新鲜血浆及抗纤维蛋白溶解药如氨基己酸、氨甲苯酸、氨甲环酸，非甾体抗炎药，蛇毒血凝酶等。这些药物不能改变子宫内膜的结构，只能减少出血量，不能从根本上止血。大出血时，为迅速减少出血，可同时使用雌激素和孕激素（如复方口服避孕药）、雄激素、蛇毒血凝酶和抗纤维蛋白溶解药。出血明显减少或停止时，停止使用一般止血药，仅用激素维持治疗。

（3）手术止血：①诊刮术。围绝经期女性首选诊刮术，少数青春期患者药物止血效果不佳时也需要刮宫。止血时要求刮净，刮不干净就起不到止血的作用。刮宫后7天左右，一些患者会有阴道出血，出血不多时可使用抗纤维蛋白溶解药，出血多时使用雌激素治疗。由于刮宫不彻底造成的出血则建议使用复方口服避孕药治疗，或者选择再次刮宫。②子宫内膜去除术。目前有多种去除子宫内膜的方法，但均不作为一线治疗。理论上讲单一的子宫内膜去除术不能避免子宫内膜病变的发生。

2. 调整周期　对AUB-O患者，止血只是治疗的第一步，几乎所有的患者都还需要调整周期。围绝经期AUB-O发生的原因是卵巢功能衰退，随着年龄增加，卵巢功能只能越来越差。因此，理论上讲围绝经期AUB-O患者不可能恢复正常，这些患者需要长期随访调整周期，直到绝经。

（1）序贯疗法：适用于青春期和育龄妇女。月经周期（或撤退性出血）的第3~5天开始服用雌激素（戊酸雌二醇片1~2mg/d或炔雌醇0.05mg/d），连用22天，在服药的最后7~10天加用孕激素（醋酸甲羟孕酮片10mg/d或黄体酮针10mg/d或醋酸甲地孕酮片5mg/d）。停药3~7天会出现撤退性出血。

（2）联合疗法：适用于雌激素水平偏高或子宫内膜较厚者。可服用短效口服避孕药如复方去氧孕烯片、复方孕二烯酮片、复方炔诺酮片、复方甲地孕酮片和炔雌醇环丙孕酮片等。此类复合制剂含有雌、孕激素，长期使用使子宫内膜变薄、撤退性出血减少。月经周期（撤退性出血）的第3~5天开始服用，连用21天。有高雄激素血症的患者也选择雌、孕激素联合疗法，因为雌、孕激素联合使用可抑制卵巢雄激素的合成。疗效最好的是炔雌醇环丙孕酮片。

（3）孕激素疗法：适用于各个年龄段的妇女，但多用于围绝经期妇女。从月经周期的第 14~40 天开始,每天口服醋酸甲羟孕酮片 10mg,连用 10 天左右。

（4）左炔诺孕酮宫内缓释系统（levonorgestrel releasing intrauterine system, LNG IUS）：目前认为适用于各个年龄段的有性生活史,但没有生育要求的 AUB-O 患者。

3. 促卵泡发育和诱发排卵　仅适用于有生育要求的妇女,不主张用于青春期女性,不可用于围绝经期妇女。氯米芬是经典的促排卵药,月经周期（或撤退性出血）的第 3~5 天起给予 50~150mg/d,连用 5 天。其他药物还有 HCG 和 HMG,在卵泡发育成熟时肌内注射 HCG 2 000~10 000U 诱发排卵;HMG 每支含有 FSH 和 LH 各 75U,可与氯米芬联合使用,也可单独使用。

（二）黄体功能不足

目前的处理仅仅针对黄体功能不足。如果子宫内膜对孕激素的反应性下降,则没有有效的治疗方法。

1. 黄体支持　因为 HCG 和 LH 的生物学作用相似,因此可用于黄体支持治疗。用法为黄体早期开始肌内注射 HCG,1 000IU/ 次,每天 1 次,连用 5~7 天;或 2 000U/ 次,每 2 天 1 次,连用 3~4 次。在诱发排卵时,如果有发生卵巢过度刺激综合征（OHSS）的风险,则应禁用 HCG,因为 HCG 可以引起 OHSS 或使 OHSS 病情加重。

2. 补充黄体酮　治疗不孕症时选用黄体酮制剂,因为天然孕激素对胎儿最安全。如果不考虑生育,而是因为月经紊乱来治疗,可以选择人工合成的口服孕激素,如醋酸甲羟孕酮和醋酸甲地孕酮等。

（1）黄体酮注射剂:在自然周期或诱发排卵时,每日肌内注射黄体酮 10~20mg;在使用 GnRH 激动剂和 GnRH 拮抗剂的周期中,需要加大黄体酮的剂量至 40~80mg/d。

（2）微粒化黄体酮胶囊:口服的生物利用度低,因此所需的剂量大,根据情况每天口服 200~300mg。

（3）醋酸甲羟孕酮片:下次月经来潮前 7~10 天开始用药,每天 8~10mg,连用 7~10 天。

（4）醋酸甲地孕酮片:下次月经来潮前 7~10 天开始用药,每天 6~8mg,连用 7~10 天。

3. 促进卵泡发育　首选氯米芬,从月经的第 3~5 天开始,每天口服 25~100mg,连用 5 天,停药后监测卵泡发育情况。氯米芬疗效不佳者,可联合使用 HMG 和 HCG 治疗。

四、监护要点

1. **治疗开始前的药学评估** 异常子宫出血的病因较多,药物治疗前尽量明确病因,明确诊断为 AUB-O,排除子宫器质性疾病。

（1）详细询问病史:了解患者的月经周期（天数、是否规律）、月经量（多少或变化特点）、月经期（正常或延长,固定还是变化）、不正常月经的起始特点（青春期,突然的还是逐渐的）、暂时性的（性交后、产后、服药后、体重增加或减少后）和伴随症状（经前期紧张综合征、痛经、性交痛、溢乳和多毛症）。注意患者所处的生理时期（青春期、育龄期、围绝经期）,是否妊娠,是否有性生活史,有无生育需求。

（2）体格检查与实验室检查:用药前应进行内科及妇科检查,包括血压、乳腺、腹腔、盆腔检查。实验室检查包括肝、肾、凝血功能、血脂、血糖、血常规（贫血严重程度）检查。糖尿病患者应监测血糖控制情况,正接受降脂治疗的高脂血症患者应监测血脂控制情况,正接受甲状腺替代治疗的患者应监测甲状腺功能。

（3）治疗药物的禁忌证:评估治疗药物的禁忌证是绝对禁忌证还是相对禁忌证。

2. **治疗过程中的药学监护** 有效性评价的主要内容有周期、经期、经量。

（1）疗效评估:急性出血治疗时,子宫出血逐步缓解至止血。一般要求 6~12 小时出血明显减少,24~48 小时完全停止。调整周期治疗时,患者的正常月经生理周期恢复。

（2）药物不良反应监测

1）雌激素类药物:单独服用后可能发生恶心、乳房胀痛;长期单独应用可能引起子宫内膜增生、子宫内膜癌的发生风险增加,与孕激素合用可以降低这种风险。此外,雌激素还有可能引起胆汁中的胆固醇升高、静脉血栓风险。初期服用雌激素,可能会产生轻度恶心、食欲缺乏、乏力、头晕、嗜睡、呕吐等类早孕反应,继续服用可自行缓解。但是出现以下不良情况时需要停药:首次发生偏头痛或频繁发作严重头痛、突发性感觉障碍（如视觉或听觉障碍）、血栓性静脉炎或血栓栓塞的前兆指征（如异常的下肢痛或下肢水肿、不明原因的呼吸或咳嗽时的刺痛感）、胸部疼痛及紧缩感、癫痫发作次数增加、血压显著升高、黄疸、肝炎、全身瘙痒、子宫内膜异位症被激活、子宫肌瘤的体积增大、疑似或出现脑卒中、出现高钙血症、出现部分或完全失明、眼球突出、复视、胰腺炎、血管神经性水肿。

2）孕激素类药物：服用后可有头痛、恶心、食欲减退、痤疮、多毛症、乳房胀痛、乳房触痛、肝功能异常、高密度脂蛋白降低、葡萄糖耐量升高、血清胰岛素升高、体重增加；长期单独服用可能引起子宫内膜萎缩、月经量减少甚或闭经等症。出现血栓性静脉炎、脑血管疾病、肺栓塞和视网膜血栓形成等血栓性疾病的临床症状时应立即停药。如出现突发性部分视力丧失或突发性失明、复视、偏头痛，应立即停药。糖尿病患者应控制血糖，高脂血症患者应控制血脂。

3）黄体支持：诱发排卵时有发生 OHSS、多胎妊娠、异位妊娠、多部位妊娠的风险。

4）止血药物：氨甲环酸可能引起低血压、过敏反应、眩晕、头痛、恶心、呕吐、视物模糊、一过性色觉异常及深静脉血栓形成、肺栓塞等，如眼科检查异常，应停药。氨基己酸可能引起恶心、呕吐、腹泻、眩晕、瘙痒、头晕、耳鸣，快速静脉注射可出现低血压、心动过速、心律失常等。蛇毒血凝酶可能引起过敏反应。

3. 治疗注意事项和药物相互作用

（1）雌激素：用药前应进行内科及妇科检查，包括血压、乳腺、腹腔、盆腔检查及宫颈细胞学检查、凝血功能检查。用药期间应监测血压、肝功能、阴道脱落细胞，进行全面体检（每 6~12 个月 1 次），尤其是对子宫内膜厚度和乳腺的检查、宫颈细胞学检查（每年 1 次）。血液系统疾病如 6 个月内患有活动性静脉或动脉血栓栓塞性疾病者，血卟啉病者，胆汁淤积性黄疸史者，胆汁淤积性黄疸史，特发性血胆红素过高综合征，慢性特发性黄疸或急、慢性（严重）肝脏疾病，肝脏疾病后肝功能未恢复到正常水平者，上述情况均不宜使用雌激素。应用雌激素止血的过程中应注意发生血栓的可能性；止血后减量的过程中，每次减量不得超过之前 24 小时总量的 1/3，否则易发生再次出血，如再次出血需恢复原剂量。用药过量时应考虑停药，尚无特异性拮抗药。

（2）在使用雌激素止血时，停用雌激素前一定要加孕激素。围绝经期妇女是子宫内膜病变的高危人群，因此在排除子宫内膜病变之前应慎用雌激素止血。子宫内膜比较厚时需要的雌激素量较大，使用孕激素或复方口服避孕药治疗可能更好。雄激素不可单独用于无排卵性功能失调性子宫出血的治疗，它需要与雌激素和 / 或孕激素联合使用。

（3）撤退性出血：联合使用雌、孕激素时，停药后会发生撤退性出血，出血量可能多于月经量,这是正常现象,可以合用止血药;如不出现撤退性出血,可能有内源性雌激素水平过低。

(4)孕激素疗法调整周期时,对青春期和育龄妇女,一般使用3~6个周期后停药观察。如果月经还不正常,需要继续随访治疗。围绝经期妇女应一直随访治疗到绝经。

(5)口服避孕药可能加重肝病、心脏病、肾病、高血压、乳腺增生和血栓性疾病等疾病的病情,因此在用药前应排除上述禁忌疾病。

(6)药物相互作用

1)雌激素(戊酸雌二醇):与对乙酰氨基酚合用提高雌激素的生物利用度。与细胞色素 P450(CYP)3A4 抑制剂(如红霉素、克拉霉素、伊曲康唑)合用,可使雌激素的浓度升高,增加雌激素的不良反应。与钙剂合用,可增加钙剂的吸收。与三环类抗抑郁药合用,大剂量的雌激素可加重三环类抗抑郁药的不良反应,同时降低雌激素的疗效。与 CYP3A4 诱导剂(如卡马西平、苯巴比妥、苯妥英钠、扑米酮、利福平)合用,可减弱雌激素的疗效。与青霉素、四环素合用,可使雌激素的浓度降低。与抗凝剂、降血糖药合用,雌激素可降低上述 2 类药物的疗效。与抗高血压药、他莫昔芬合用,雌激素可降低以上 2 类药物的疗效。用药期间大量饮酒可导致雌激素的血药浓度升高。食物不影响雌激素的生物利用度。

2)孕激素:与强效细胞色素 P450(CYP)3A 抑制剂(如伊曲康唑、克拉霉素、阿扎那韦、茚地那韦、奈法唑酮、奈非那韦、利托那韦、沙奎那韦、泰利霉素、伏立康唑)合用,可能升高本类药物的血药浓度。与强效 CYP3A 诱导剂(如苯妥英、卡马西平、利福平、利福布汀、利福喷丁、苯巴比妥、圣约翰草)合用,可能降低本类药物的血药浓度。食物影响黄体酮口服剂型的生物利用度,应空腹口服此类药物。

4. 患者教育

(1)教育患者按时、按量用药,不能自行增加或减少用药次数和剂量,也不能自行延长或缩短用药时间和改变用法。若错过用药时间,应在记起时立即补用。若已接近下一次用药时间,则无须补用,按平常的规律用药。请勿一次使用双倍剂量。目前常用的临床治疗方案如雌激素和孕激素联合用药存在药物组合复杂、用药方式患者不易理解、依从性差,有时甚至用药错误,导致月经更加紊乱的问题。

(2)加强营养,注意休息,减少剧烈运动。长期出血患者应适当预防感染。

患者出血停止后应继续随诊。

（3）明确有无排卵，根据患者不同的要求，制订诱导排卵或控制周期的用药方案，以免再次发生子宫不规则出血。

（4）药物治疗过程中会出现撤退性出血，出血量可能多于月经量，这是正常现象，不是症状复发。

（5）异常出血的复发率高，需加强随访。

五、循 证 资 料

依据 2013 年美国妇产科学会发布的《排卵功能障碍子宫异常出血管理》实践指南。

（一）以下建议和结论基于有限或不一致的科学证据（B 级）

1. 左炔诺孕酮宫内节育器已被证明可有效治疗 AUB-O，并且适用于所有年龄组。

2. AUB-O 的药物治疗包括孕激素和复方避孕药。

3. 无生育需求，并且药物治疗失败或有药物治疗禁忌证的患者可以选择子宫全切。

4. AUB-O 是内分泌异常导致的疾病，首先选择药物治疗而不是手术治疗，手术治疗只适用于药物治疗失败、患者不耐受药物治疗或者患者伴有明显的子宫内膜病变的情况。

（二）以下建议和结论主要基于共识和专家意见（C 级）

1. 治疗失败，需要进一步检查，包括影像学和宫腔镜检查。

2. AUB-O 治疗方案的选择基于治疗目标。治疗目标包括阻止急性出血，避免继续发生不规则或大量出血，调整周期（提供避孕），减少并发症如贫血、不必要的手术干预。

3. 子宫内膜切除术不推荐作为 AUB-O 的一线治疗方案。必须采取子宫内膜切除术时，医师必须为患者提供详细的解释，并获得患者知情同意。

第四节　闭　　经

一、定义及分型

闭经（amenorrhea）表现为无月经或月经停止，是妇科疾病中的症状之一，不是疾病的诊断。月经的发生需启动下丘脑 - 垂体 - 卵巢性腺轴，卵巢内卵泡发育并排卵，分泌雌、孕激素，周期性刺激子宫内膜；若卵子未受精，黄体萎缩，雌、孕激素水平下降，内膜失去支持而脱落，从阴道排出，表现为月经。上述任何 1 个环节出现异常就可以出现月经暂时性或永久性停止，称为闭经。

青春期前、妊娠期、哺乳期及绝经后的月经不来潮属生理性闭经，本节主要讨论病理性闭经。病理性闭经可分为原发性闭经和继发性闭经。原发性闭经（primary amenorrhea）指年龄超过 14 岁，第二性征未发育；或年龄超过 16 岁，第二性征已发育，月经还未来潮。继发性闭经（secondary amenorrhea）指正常月经建立后月经停止 6 个月，或按自身原有的月经周期计算停止 3 个周期以上者。

按生殖轴病变和功能失调的部位分类，闭经可为下丘脑性闭经、垂体性闭经、卵巢性闭经、子宫性闭经以及下生殖道发育异常导致的闭经。此外，临床上将孕激素试验后有撤退性出血者称为Ⅰ度闭经，提示不缺乏雌激素，仅缺乏孕激素；将用雌、孕激素序贯试验阳性者称为Ⅱ度闭经，提示子宫反应正常，缺乏雌、孕激素。

二、药学监护相关症状、体征与检查指标

1. 典型症状、体征　典型症状为闭经，部分原发性闭经患者伴第二性征缺乏。

不同部位及原因所致的闭经，其临床症状、体征不尽相同。如米勒管发育不全综合征，有排卵，外生殖器、输卵管、卵巢及女性第二性征正常，主要异常表现为始基子宫或无子宫、无阴道；特纳综合征表现为卵巢不发育，身材矮小，第二性征发育不良，常有蹼颈、盾胸、后发际低、腭高耳低、鱼样嘴、肘外翻等临床特征；希恩综合征表现为无泌乳、性欲减退、毛发脱落等，第二性征衰退，生殖器官萎缩，以及肾上腺皮质、甲状腺功能减退，出现畏寒、嗜睡、低血压，可伴有严重而局限的眼眶后方疼痛、视野缺损及视力减退等症状，基础代谢率降低。

2. 检查指标　有性生活史的女性出现闭经，必须首先排除妊娠。

（1）功能试验：包括孕激素试验，雌、孕激素序贯试验以及 GnRH 刺激试验。

（2）激素水平测定：停用雌、孕激素药物至少 2 周后行激素水平测定。

1）血甾体激素测定：包括雌二醇、黄体酮及睾酮测定。血黄体酮水平升

高,提示排卵;雌激素水平低,提示卵巢功能不正常或衰竭;睾酮水平高,提示可能为多囊卵巢综合征或卵巢支持 - 间质细胞瘤等。

2)催乳素(PRL)、促甲状腺激素(TSH)及垂体促性腺激素(FSH、LH)测定:判断催乳素水平、甲状腺功能,并判断引起闭经的病灶部位。

3)其他检测:肥胖、多毛、痤疮患者需行胰岛素、雄激素(血睾酮、硫酸脱氢表雄酮,尿 17- 酮类固醇等)测定、口服葡萄糖耐量试验(OGTT)、胰岛素释放试验等,以确定是否存在胰岛素抵抗、高雄激素血症或先天性 21- 羟化酶功能缺陷等。Cushing 综合征可测定 24 小时尿皮质醇或 1mg 地塞米松抑制试验排除。

（3）影像学检查:盆腔超声检查盆腔有无子宫,子宫形态、大小及内膜厚度,卵巢大小、形态、卵泡数目等;子宫输卵管造影了解有无宫腔病变和宫腔粘连;CT 或 MRI 用于盆腔及头部蝶鞍区检查,诊断卵巢肿瘤、下丘脑病变、垂体微腺瘤、空蝶鞍等;静脉肾盂造影确定有无肾脏畸形。

（4）宫腔镜以及腹腔镜检查:判断宫腔情况及卵巢形态、子宫大小。

（5）染色体检查:鉴别性腺发育不全的病因及指导临床处理。

3. 疾病主要诊断依据　闭经的种类繁多,结合病史、体格检查以及辅助检查,由下生殖道向上至中枢神经系统寻找闭经的原因及部位,确定属于哪类闭经、由何种疾病引起。诊断过程中根据性激素水平,并结合功能试验,作出综合判断。不同部位所致闭经的孕激素试验,雌、孕激素序贯试验结果见表4-7。

表4-7　不同部位所致闭经的孕激素试验,雌、孕激素序贯试验结果

部位	孕激素试验	雌、孕激素序贯试验	FSH 和 LH	雌激素	孕激素
生殖道	无撤退性出血	无撤退性出血	正常	正常	正常
卵巢	无撤退性出血	有撤退性出血	高	缺乏	缺乏
下丘脑垂体	无撤退性出血	有撤退性出血	不高(正常或低)	缺乏	缺乏
其他因素	有撤退性出血	不做	正常	有	缺乏

血 PRL > 1.1nmol/L(25ng/ml)诊断为高 PRL 血症;PRL、TSH 水平同时升高提示甲状腺功能减退引起的闭经;FSH > 40IU/L(相隔 1 个月,2 次以上测定)提示卵巢功能衰竭;FSH > 20IU/L 提示卵巢功能减退;LH < 5IU/L 或在正常范围内提示病变环节在下丘脑或垂体。

以子宫性闭经的诊断为例:首先行孕激素试验,给予黄体酮注射液 20mg

q.d. i.m.（或其他孕激素）5 天，停药后如发生撤退性出血，可诊断为 Ⅰ 度闭经，提示不缺雌激素，仅缺乏孕激素；如无撤退性出血，提示卵巢分泌雌激素功能缺陷或停止，雌激素水平低落再用雌、孕激素序贯试验（每天戊酸雌二醇或 17β- 雌二醇 2~4mg，或结合雌激素 0.625~1.25mg/d，共 20~30 天，后 10 天加孕激素），停药后有撤退性出血，可诊断为 Ⅱ 度闭经；而无反应时，即显示子宫内膜已被破坏，对雌、孕激素无反应或无子宫内膜，可考虑诊断为子宫性闭经。一次试验不能确诊，对于子宫发育差的妇女，必要时需重复几个周期后再下结论。

三、药物治疗方案和药物选择

根据闭经的病因及其病理生理机制，采用不同的药物治疗，补充机体激素不足或拮抗其过多，以恢复自身的平衡而达到治疗目的。

（一）闭经患者的药物治疗目的

1. 促进、维持第二性征发育，维持女性生殖健康及全身健康，包括神经系统、心血管、骨骼（维持骨矿含量）和皮肤等。

2. 针对疾病病理生理紊乱进行内分泌治疗。

3. 对有生育要求并适合生育的患者解决生育问题，给予促排卵治疗。

（二）闭经患者的药物选择

由于引起闭经的部位不同，以下介绍不同部位所致闭经的药物选择，详见表 4-8。

1. 生殖道闭经　患者体内不缺乏任何激素，主要治疗方法是手术。

2. 卵巢性闭经　缺乏雌、孕激素，可用人工周期建立规律月经周期。这种雌、孕激素的补充可以维护健康，防止过早衰老。有生育要求者，因为卵巢功能已经基本衰竭，所以需要借助卵体外受精（IVF）来完成生育。

3. 下丘脑垂体性闭经　通常缺乏雌、孕激素，可用人工周期建立规律月经周期。卵巢功能基本正常，生育问题需要用促性腺激素促排卵解决。

4. 精神因素　患者体内仅缺乏孕激素，可定期孕激素撤退恢复月经。精神因素解除后多数可自行恢复排卵，如果仍无排卵，可用枸橼酸氯米芬（CC）或芳香酶抑制剂促排卵、帮助生育。

5. 多囊卵巢综合征（PCOS）　患者缺乏孕激素并且常伴有高雄激素，欲来月经可定期孕激素撤退，治疗高雄症状可用复方口服避孕药，促进生育则口服促排卵药物或注射促排卵药物。

6. 高泌乳素血症　主要缺乏孕激素，有时也会出现雌、孕激素同时缺乏，但治疗上不需要任何雌、孕激素,可用多巴胺受体激动剂来解决月经和生育问题,常用药物有溴隐亭、卡麦角林和培高利特。

7. 绝经过渡期　患者体内缺乏孕激素,欲来月经可定期孕激素撤退;如果在月经稀发和闭经的同时已经出现更年期症状,则说明已经有雌激素缺乏,可以用序贯方法补充雌、孕激素。此类患者的生育要求不应给予支持。

表4-8　不同部位闭经的治疗策略

部位	缺乏的激素	恢复月经	生育
生殖道	都不缺	手术,内膜修复	手术,内膜修复
卵巢	缺 E 和 P,卵巢功能衰退	E+P 周期	借卵 IVF-ET
下丘脑垂体	缺 E 和 P,但卵巢正常	E+P 周期	Gn 促排卵
精神因素	缺 P	P	自然或 CC 促排卵
PCOS	缺 P,但有高雄激素	P,复方口服避孕药	CC,Gn
高泌乳素血症	缺 P 或同时缺 E 和 P	溴隐亭	溴隐亭
绝经过渡期	缺 P	P	劝退

注:E—雌激素;P—孕激素;IVF-ET—体外受精胚胎移植术;Gn—促性腺激素;CC—枸橼酸氯米芬。

(三)闭经患者的药物治疗方案

闭经患者常用的雌激素、孕激素以及雌、孕激素复合制剂治疗方案见表4-9。多囊卵巢综合征所致的闭经需要使用复方口服避孕药,其治疗方案及监护要点参考第四章第一节。

表4-9　闭经患者的雌、孕激素治疗方案

	治疗方案	用药时间	注解
雌激素	戊酸雌二醇片 0.5~1mg/d 或 1~2mg/d	服药 20~25 天,停药 5~6 天	根据症状的轻重程度和子宫内膜的反应进行剂量调整
	结合雌激素片 0.3~0.625mg/d 或 0.625~1.25mg/d	服药 3 周,停药 1 周	
孕激素	醋酸甲羟孕酮片 6~10mg/d	月经周期的最后 10 天	雌激素连服 25 日

续表

治疗方案	用药时间	注解
雌、孕激素复合制剂 地屈孕酮片 10mg b.i.d. 黄体酮胶囊 100mg b.i.d. 雌二醇片／雌二醇地屈孕酮片每天 1 片（白色片含雌二醇 1mg/2mg、灰色片含雌二醇 1mg/2mg 及地屈孕酮 10mg）	月经周期的第 11~25 天 月经周期的最后 10 天 前 14 天服白色片，后 14 天服灰色片	根据临床疗效，剂量可视个体需要而调整
戊酸雌二醇片／雌二醇环丙孕酮片每天 1 片（白色片含戊酸雌二醇 2mg、浅橙红色片含戊酸雌二醇 2mg 及醋酸环丙孕酮 1mg）	前 11 天服白片，后 10 天服浅橙红色片，随后 7 天中断治疗。在中止间期可能发生撤退性出血	

（四）闭经患者的个体化治疗方案

1. 性激素补充治疗 对于原发性闭经患者，性激素补充的目的是促进生长和第二性征发育，诱导人工月经来潮；对于继发性闭经患者，性激素补充的目的是诱导正常月经，防止激素水平低下造成的生殖器官萎缩、骨质疏松症等影响。

（1）单纯应用雌激素

1）促进身高生长和第二性征发育：特纳综合征及性腺发育不良患者缺乏青春期雌激素刺激产生的身高突增阶段，因此这类患者在骨龄达到 13 岁以后，可以开始小剂量应用雌激素，如结合雌激素 0.3~0.625mg/d、戊酸雌二醇 0.5~1mg/d，可增快生长速度。

2）促进生殖器官发育及月经来潮：原发性闭经患者为低雌激素水平者，第二性征往往发育不良或完全不发育，应用小剂量雌激素模拟正常青春期水平，刺激女性第二性征和生殖器官发育，如结合雌激素 0.625mg/d、戊酸雌二醇 1mg/d，使用过程中监测子宫内膜厚度，当子宫内膜厚度超过 6mm 时开始定期加用孕激素，造成撤退性出血 - 人工月经。对于继发性闭经患者，如果闭经时间过长、子宫萎缩且对激素治疗反应不良，可以先单纯应用雌激素促进子宫生长、刺激子宫内膜的受体表达和对激素的反应，当持续应用到内膜厚度超过 6mm 时可以加用孕激素 10~14 天，停药造成撤退性出血，之后便可以进入周期性雌、孕激素补充治疗。

3）雌激素补充治疗：当患者的雌激素水平低下，而子宫缺如或子宫因手术切除时，可单纯应用雌激素进行激素替代治疗，如结合雌激素 0.3~0.625mg/d、戊酸雌二醇 0.5~2mg/d，无须加用孕激素。

（2）雌、孕激素周期序贯治疗：该治疗方案是模拟生殖周期的雌、孕激素分泌模式，前半周期单纯应用雌激素，后半周期雌、孕激素联合，如结合雌激素 0.625~1.25mg/d 或戊酸雌二醇 1~2mg/d 连续应用 21~28 天，最后 10~14 天加用孕激素如醋酸甲羟孕酮 6~10mg/d 或黄体酮胶囊 200mg/d 或地屈孕酮 20mg/d。也可以使用用于周期序贯的雌、孕激素复合制剂，详见表 4-9。

对于先天性性腺发育不良、卵巢功能早衰、下丘脑性闭经等缺乏自身分泌雌、孕激素的能力的患者，建议持续进行雌、孕激素周期序贯治疗，直至妇女的平均绝经年龄，以维持女性性征、生殖系统功能、全身健康等需要。

（3）单纯应用孕激素：对于有一定的内源性雌激素水平的Ⅰ度闭经患者，采用孕激素后半周期疗法，阻断雌激素对子宫内膜的持续作用引起的过度增生，并引起子宫内膜功能层剥脱性出血。于月经周期后半期，即撤退性出血的第 14~16 天开始加用孕激素，连续应用 10~14 天，具体用法用量见表 4-9。

2. 促排卵治疗　对于有生育要求的妇女，有些闭经患者在进行数个周期的激素治疗后排卵恢复，可自然孕育；但有些患者无法恢复自发排卵，要在周期治疗诱导生殖器官发育正常后进行促排卵治疗。

（1）氯米芬：适用于体内有一定的内源性雌激素的Ⅰ度闭经患者。如果体内无雌激素，单用孕激素撤退后无出血，雌、孕激素序贯试验后才有出血，用口服促排卵药是没有作用的。自然月经来潮或黄体酮撤退后出血第 5 日开始，每日口服氯米芬片 50~100mg，连用 5 日，B 超监测卵泡发育情况。

（2）促性腺激素：适用于子宫及卵巢功能正常，有生育要求的低促性腺激素闭经患者。自然月经来潮或黄体酮撤退后出血第 5 日，每日肌内注射尿促性素 1 支（每支含卵泡刺激素和黄体生成素各 75IU），根据 B 超监测卵泡发育情况增减用量，优势卵泡直径达 18mm 时肌内注射绒促性素 5 000~10 000IU，以诱发排卵。

（3）促性腺激素释放激素（GnRH）脉冲泵治疗：适用于下丘脑性闭经患者，青春期发育前可考虑用性激素人工周期替代治疗使第二性征发育，成年后希望生育时可用 GnRH 脉冲泵治疗。每 60~90 分钟诱导 1 次脉冲，释出 GnRH 5μg，过快或过慢释药将诱导卵泡发育异常或出现异常黄体期。GnRH

脉冲治疗达到排卵与妊娠的成功率较高，不易有卵巢过度刺激综合征和多胎，但比较麻烦、费时、费事。现已多被使用促性腺激素直接刺激卵巢排卵所代替。

3. 其他治疗　闭经伴高催乳素血症的患者使用溴隐亭；伴肾上腺功能低下者选用泼尼松；伴甲状腺功能低下者使用甲状腺片。

四、监 护 要 点

（一）雌激素的监护要点

1. 治疗开始前的药学评估　在雌激素治疗开始前，药师应询问患者以下问题：

（1）是否正在或计划怀孕，或者哺乳。

（2）是否有食物、药物或其他物质过敏史，是否曾经服用过雌激素类药物。

（3）是否有乳腺癌、阴道癌、子宫颈癌、子宫内膜癌病史。

（4）是否有子宫内膜增生、子宫内膜异位症病史。

（5）是否有深静脉血栓、肺栓塞病史，或新近发生的（过去1年内）血栓栓塞性疾病病史（如脑卒中、心肌梗死）。

（6）肝、肾功能，血脂水平（尤其是甘油三酯）是否正常。

2. 治疗过程中的药学监护

（1）治疗效果评估

1）青春期低雌激素血症患者：初始从小剂量开始服用雌激素时监测身高，达到预期身高后可增加雌激素的剂量；监测女性的第二性征发育情况，包括子宫、乳房、会阴等；使用彩超监测子宫内膜增殖程度，根据监测结果加用孕激素或采用雌、孕激素序贯配方制剂的周期疗法。若患者为幼稚子宫，补充雌激素后第二性征发育，子宫也逐渐长大、内膜增厚；若为始基子宫，补充雌激素后第二性征发育，但子宫不会长大。

2）成人低雌激素血症患者：若患者有潮热、出汗、失眠、急躁、情绪波动等绝经期症状，服用雌激素后应监测以上症状是否有改善；监测骨密度，雌激素治疗可增加患者的骨密度，改善骨质疏松症。另外，使用彩超监测子宫内膜增殖程度，根据监测结果加用孕激素或采用雌、孕激素序贯配方制剂的周期疗法。

（2）依从性评价：雌激素应按周期规律服用，患者的用药依从性与用药结局密切相关。药师应对患者的依从性做如下评价：是否每日在固定时间服药、每个周期漏服药物的天数、漏服药物的处理措施以及不良反应的处理措施等，详见表4-10。

表 4-10　闭经患者应用激素替代治疗的药学监护表

姓名		年龄		诊断	
用药前初次评估					

过敏史	□ 有　　　□ 无 □ 药物：＿＿＿＿＿＿＿＿＿＿＿ □ 食物：＿＿＿＿＿＿＿＿＿＿＿ □ 其他：＿＿＿＿＿＿＿＿＿＿＿
用药前病情评估	身高＿＿＿＿cm　体重＿＿＿＿kg　BMI 指数＿＿＿＿kg/m² 是否正在或计划怀孕　□ 是　　　□ 否 是否正处于哺乳期　□ 是　　　□ 否 肝功能　　　　　　□ 正常　□ 异常：＿＿＿＿＿＿ 肾功能　　　　　　□ 正常　□ 异常：＿＿＿＿＿＿ 血脂水平　　　　　□ 正常　□ 异常：＿＿＿＿＿＿ 既往病史：□ 无　□ 深静脉血栓　□ 肺栓塞　□ 脑卒中 □ 心肌梗死　□ 子宫内膜癌　□ 宫颈癌　□ 阴道癌　□ 乳腺癌 □ 子宫内膜增生　□ 子宫内膜异位症　□ 不明原因的阴道出血 □ 习惯性流产

具体用药情况记录				

服用雌、孕激素情况	药物名称	用法用量	起止时间	漏服天数	
					用药依从性 □ 良好 □ 一般 □ 较差

联合使用的其他药物	药物名称	用法用量	起止时间	相互作用
				□ 无　□ 有＿＿＿＿＿＿
				□ 无　□ 有＿＿＿＿＿＿
				□ 无　□ 有＿＿＿＿＿＿

续表

治疗监护记录	
服药第_____周期，评价日期_____	
身高：　　　　体重：	
子宫体积：　　　子宫内膜厚度：	
卵巢体积：　　　卵泡数量：	疗效评价
外阴 Tanner 发育分期（Ⅰ～Ⅴ期）：	□ 无效
乳房 Tanner 发育分期（Ⅰ～Ⅴ期）：	□ 改善
绝经期症状：□潮热、出汗　□失眠　□情绪波动　□抑郁　□心悸　□眩晕、头痛　□疲乏	□ 有效 □ 治愈
骨密度：	
是否月经来潮：□有　□无	
不良反应　　出现日期_____	耐受评价
具体表现：	□ 可耐受
处置措施：	□ 不可耐受
激素中断治疗记录	
中断治疗时间：	
中断治疗原因：	
处置措施：	

3. 治疗注意事项和药物相互作用

（1）药物不良反应：在雌激素治疗过程中，药师应关注以下可能出现的不良反应，以便于及时采取措施来避免影响治疗；同时应将这些治疗相关性不良反应告知患者，有助于提高患者治疗的依从性。雌激素的常见不良反应包括异常子宫出血，乳房疼痛、压痛、增大、溢液，白带，腰背痛，关节痛，腿痉挛，脱发，体重改变（增加或下降），甘油三酯升高，头痛，腹痛，恶心，皮疹，瘙痒等。患者出现这些不良反应时应及时就诊，听取专业医师或药师的建议。如出现下列情况应停止治疗：心血管意外和栓塞、胆汁淤积性黄疸、良性乳腺疾病、子宫肿瘤、肝腺瘤、乳溢等。

（2）药物相互作用

1）细胞色素 P450 3A4 抑制剂（如红霉素、克拉霉素、伊曲康唑、利托那韦）：可升高雌激素的血药浓度而引起不良反应。

2）钙剂：雌激素可增加钙剂的吸收。

3）三环类抗抑郁药：大剂量的雌激素可增强三环类抗抑郁药的不良反应，同时减弱其药效。

4）CYP3A4诱导剂（如圣约翰草、苯巴比妥、苯妥英钠、卡马西平、利福平）：可降低雌激素的血药浓度，使治疗效果降低，改变子宫出血情况。

5）抗凝剂、降血糖药：雌激素可降低抗凝剂、降血糖药的疗效。

6）抗高血压药、他莫昔芬：雌激素可降低抗高血压药、他莫昔芬的疗效。

7）对乙酰氨基酚：可能增加雌激素的生物利用度。

4. 患者教育

（1）用药目的：主要用于补充雌激素不足，对青春期患者促进第二性征发育，使子宫内膜增殖；成人可改善绝经期症状，起到保护骨骼、心脑血管以及神经系统的作用。

（2）用药教育

1）用法：按照医师指导用药，在每日的同一时间服用，不能自行增加或减少用药次数和剂量，也不能自行延长或缩短用药时间和改变用法。如出现胃肠道不适，可以与食物同服。

2）开始用药前做体检，包括乳腺检查、血压、盆腔检查及宫颈细胞学检查，以后至少每年1次。用药妇女应定期检查乳腺、子宫内膜厚度、子宫颈涂片检查（每6~12个月1次）。

3）漏服的处理：如果错过用药时间，应在记起时立即补用。但若已接近下一次用药时间，则无须补用，按平常的规律用药。请勿一次使用双倍剂量。

4）使用过量的处理：如果怀疑用药过量，请立即停药，并咨询专业医师。过量的表现可能有恶心、呕吐、乳房触痛、头昏、腹痛、嗜睡、疲劳等，女性还可出现撤退性出血。

5）与食物及吸烟的相互作用：葡萄柚汁可以升高雌激素的血浆浓度。吸烟可增加雌激素严重副作用的风险，且危险性将随吸烟量和吸烟者年龄的增加而增加。服用雌激素的患者，吸烟者应戒烟或减少吸烟量，以一日不超过15支为宜。

6）糖尿病患者在用药初始阶段或剂量调整时应更加频繁地监测血糖，如有显著改变，应告知医师。待血糖平稳后，可逐渐减少监测次数。

7）青春期原发性闭经患者补充雌激素者，需要同时补充维生素D及钙，将骨质疏松症、骨量低下的风险降到最低。

（二）孕激素的监护要点

1. 治疗开始前的药学评估　在孕激素治疗开始前，药师应询问患者以下问题：

（1）是否有食物、药物或其他物质过敏史，是否曾经服用过孕激素类药物，服用孕激素是否发生或加重疾病如严重瘙痒、阻塞性黄疸、妊娠期疱疹、卟啉病、耳硬化症等。

（2）是否有不明原因的阴道出血或尿道出血。

（3）是否有血栓性静脉炎、血管栓塞、脑卒中病史。

（4）是否有严重的肝功能损害。

（5）是否有乳腺或生殖器官肿瘤病史。

（6）是否稽留流产或有习惯性流产病史。

（7）甲羟孕酮片中含乳糖，询问患者是否有半乳糖不耐症、Lapp 乳糖酶缺乏症、葡萄糖 - 半乳糖吸收不良。

（8）使用孕激素前需评估雌激素的作用效果：青春期性幼稚患者一般在使用低剂量的雌激素 2~3 年后，子宫、乳房、性器官逐渐长大，长骨生长，子宫内膜厚度＞6mm，或者出现不规则阴道出血时才可加用孕激素。

2. 治疗过程中的药学监护

（1）治疗效果评估：幼稚子宫患者先补充雌激素，第二性征发育，子宫内膜增厚，在周期的后半周期添加孕激素后会出现撤退性出血。对于其他患者，应用孕激素停药后，监测是否有撤退性出血。

（2）依从性评价：孕激素在每个周期的后半周期添加，如地屈孕酮在月经周期的第 11~25 日添加，患者的用药依从性与用药结局密切相关。药师应对患者的依从性做如下评价：是否每日在固定时间服药、每个周期漏服药物的天数、漏服药物的处理措施以及不良反应的处理措施等，详见表 4-10。

3. 治疗注意事项和药物相互作用

（1）药物不良反应：在孕激素治疗过程中，药师应关注以下可能出现的不良反应，以便于及时采取措施来避免影响治疗；同时应将这些治疗相关性不良反应告知患者，有助于提高患者治疗的依从性。孕激素的常见不良反应包括偏头痛，头痛，倦怠感，发热，失眠；子宫不规则出血；乳房疼痛、压痛；肝功能异常；过敏性皮炎；体重增加或减少；宫颈鳞柱交界改变，宫颈分泌物性状改变；恶心；黑斑病，黄褐斑等。一旦出现严重的肝损害、血栓性疾病、突发性部分视力丧失或突发性失明、复视或偏头痛，应立即停药。如果患者用药前有卟啉病、抑郁症，或曾有发生，或在妊娠及既往激素治疗期间加重者，孕激素治疗期间应密切监测，由于孕激素会使这2种疾病复发或加重。

（2）药物相互作用：地屈孕酮的药物相互作用尚不明确。黄体酮及甲羟孕酮存在以下药物相互作用：

1）强效细胞色素P450 3A抑制剂（如伊曲康唑、克拉霉素、阿扎那韦、茚地那韦、奈法唑酮、奈非那韦、利托那韦、沙奎那韦、泰利霉素、伏立康唑）：合用可能升高孕激素的血药浓度。

2）强效CYP3A诱导剂（如苯妥英、卡马西平、利福平、利福布汀、利福喷丁、苯巴比妥、圣约翰草）：合用可能降低孕激素的血药浓度。

4. 患者教育

（1）用药目的：补充孕激素，拮抗雌激素的作用，使子宫内膜从增殖期转为分泌期，引起子宫撤退性出血。无子宫的女性可单用雌激素，不必加用孕激素；有子宫的女性进行雌激素治疗时应该同时加用孕激素，以减少发生子宫内膜癌的风险。

（2）用药教育

1）用法：按照医师指导用药，不能自行增加或减少用药次数和剂量，也不能自行延长或缩短用药时间和改变用法。黄体酮胶囊的服药时间最好远隔进餐时间。

2）漏服的处理：如果错过用药时间，应在记起时立即补用。但若已接近下一次用药时间，则无须补用，按平常的规律用药。请勿一次使用双倍剂量。

3）使用过量的处理：如果怀疑用药过量，请立即停药，并咨询专业医师。

4）用药前进行乳房、盆腔等检查，糖尿病患者用药期间应密切监测血糖。长期用药需注意检查肝功能，特别注意乳房检查。

5）孕激素可能引起头晕和/或困倦，尤其是大剂量使用时，驾驶或从事需要保持头脑清醒、协调性、身体敏捷的工作时应谨慎。

（三）雌、孕激素复合制剂的监护要点

1. 治疗开始前的药学评估　治疗前应排除以下问题：

（1）是否正在或计划怀孕，或者哺乳。

（2）是否有食物、药物或其他物质过敏史。

（3）是否有深静脉血栓、肺栓塞病史，或新近发生的（过去1年内）血栓栓塞性疾病病史（如脑卒中、心肌梗死）。

（4）肝、肾功能，血脂水平（尤其是甘油三酯）是否正常。

（5）是否有乳腺癌、阴道癌、子宫颈癌、子宫内膜癌病史。

（6）是否发生或在服用激素期间加重的疾病，如严重瘙痒、阻塞性黄疸、妊娠期疱疹、卟啉病、耳硬化症等。

（7）是否有子宫内膜增生、子宫内膜异位症病史。

（8）是否有不明原因的阴道出血或尿道出血。

（9）是否有严重糖尿病病史，且伴有血管损害。

2. 治疗过程中的药学监护

（1）治疗效果评估：监测患者的月经周期是否恢复，第二性征是否正常，以及低雌激素水平导致的症状是否改善，包括骨质疏松症、潮热、出汗、失眠、急躁、情绪波动等症状。

（2）依从性评价：若患者治疗失败，药师应首先评价患者的用药依从性。雌、孕激素复合制剂需要按周期每日服用，若依从性不佳直接关系到治疗效果。依从性评价包括以下方面：是否每日在固定时间服药、每个周期漏服药物的天数、漏服药物的处理措施以及不良反应的处理措施等，详见表4-10。

3. 治疗注意事项和药物相互作用

（1）药物不良反应：常见不良反应包括乳房疼痛／胀痛，非月经期出血；头痛，偏头痛；恶心，腹痛，胃肠胀气；体重增加或减少等。在治疗期间应监测以下疾病：平滑肌瘤或子宫内膜异位症、血栓栓塞史或有相关危险因子、有雌激素依赖性肿瘤的危险因子（如乳腺癌1级遗传）、高血压、肝脏疾病（肝脏腺瘤）、糖尿病伴或不伴血管病变、胆石症、偏头痛或头痛、系统性红斑狼疮、子宫内膜增生既往史、癫痫、哮喘、耳硬化症，雌、孕激素复合制剂治疗期间会使这些疾病复发或加重。若治疗过程中发现禁忌证或出现下列情况应停止治疗：黄疸或肝功能恶化、血压显著升高、偏头痛或频繁发作的严重头痛、突发的感觉障碍、胸痛或胸闷以及妊娠。

（2）药物相互作用：肝药酶诱导剂（苯巴比妥、卡马西平、利福平）长期使用能加快性激素的清除，并可能降低其临床疗效。

4. 患者教育

（1）用药目的：补充雌、孕激素，建立人工周期，恢复月经，为排卵和生育做好准备。

（2）用药教育

1）用法：按照医师指导用药，在每日的同一时间服用，不能自行增加或减少用药次数和剂量，也不能自行延长或缩短用药时间和改变用法。如出现胃肠道不适,可以与食物同服。

2)开始用药前必须进行全面体检,包括乳腺检查、血压检查、盆腔检查及宫颈细胞学检查,以后至少每年1次。用药妇女应定期检查乳腺、子宫内膜厚度、子宫颈涂片检查(每6~12个月1次)。

3)漏服的处理:如果忘记按时服药,应在12小时内补服。

4)使用过量的处理:如有药物过量可能出现恶心、呕吐、嗜睡和头晕症状,不必给予特定的治疗。

5)与乙醇的相互作用:快速摄入乙醇可以导致血液循环中的雌二醇水平升高。

6)糖尿病患者在用药初始阶段或剂量调整时应更加频繁地监测血糖,如有显著改变,应告知医师。待血糖平稳后,可逐渐减少监测次数。

五、循 证 资 料

激素替代治疗对骨密度的影响:机体内雌激素缺乏会引起骨量丢失,然而单纯的雌激素替代治疗不一定能逆转骨量丢失;同样,复方口服避孕药可以恢复月经,却不能纠正骨密度。2017年的一项系统评价纳入9项相关研究,对功能性下丘脑性闭经患者给予不同的激素替代治疗,包括雌、孕激素序贯周期治疗和复方口服避孕药,经过平均12个月的随访期,meta分析显示激素替代治疗可以显著提高腰椎的骨密度,但是对股骨颈、沃德氏三角以及整个机体的骨密度并没有显著改善。由于分析中存在较大的偏倚性,激素替代治疗提高骨密度的优势并不是很确切,因此在治疗功能性下丘脑性闭经时,以改善骨健康作为唯一的治疗目的时,并不推荐激素替代治疗。这与Klein及Lebow等的观点一致。

Klein等认为,原发性卵巢功能不全所致的闭经除激素替代治疗外,对骨健康最好的建议是承重性锻炼以及补充钙剂(1 200mg/d)和维生素D_3(800IU/d)。对于功能性下丘脑性闭经患者,往往是由于过度节食以及运动过量所导致,月经通常会在基本的营养问题得到纠正后恢复。骨流失的最好的治疗方法是逆转潜在的进程,如纠正营养缺失、减轻压力以及降低锻炼强度,并服用钙和维生素D补充剂。

(编者:封学伟 栗 芳 付 强 郭 华

审校:冯 欣)

参 考 文 献

[1] 中华医学会妇产科学分会内分泌学组及指南专家组. 多囊卵巢综合征中国诊疗指南 [J]. 中华妇产科杂志, 2018(1): 2-6.

[2] 中国医师协会内分泌代谢科医师分会. 多囊卵巢综合征诊治内分泌专家共识 [J]. 中华内分泌代谢杂志, 2018(1): 1-7.

[3] 中华医学会妇产科学分会绝经学组. 绝经期管理与激素补充治疗临床应用指南(2012版)[J]. 中华妇产科杂志, 2013, 48(10): 795-799.

[4] 张智海, 刘忠厚, 李娜, 等. 中国人骨质疏松症诊断标准专家共识(2014版)[J]. 中华骨质疏松杂志, 2014, 20(9): 1007-1010.

[5] 中华医学会骨质疏松和骨矿盐疾病分会. 原发性骨质疏松症诊疗指南(2017)[J]. 中华骨质疏松和骨矿盐疾病杂志, 2017, 10(5): 413-444.

[6] 席思思, 白文佩. 植物类药物治疗围绝经期综合征的研究进展 [J]. 中国妇产科临床杂志, 2016, 17(6): 574-576.

[7] MORITO K, HIROSE T, KINJO J, et al. Interaction of phytoestrogens with estrogen receptors alpha and beta[J]. Biol Pharm Bull, 2001(24): 351-356.

[8] 陈蓉, 郁琦. 半水合雌二醇贴片(松奇)临床应用指导建议 [J]. 实用妇产科杂志, 2011, 27(3): 236-237.

[9] 中华医学会妇产科学分会绝经学组. 替勃龙临床用药指导建议 [J]. 中国实用妇科与产科杂志, 2013, 29(11): 911-913.

[10] 朱依谆, 殷明. 药理学 [M]. 8版. 北京: 人民卫生出版社, 2016.

[11] 中国营养学会. 中国居民膳食营养素参考摄入量速查手册 [M]. 北京: 中国标准出版社, 2014.

[12] 赵霞, 张伶俐. 临床药物治疗学: 妇产科疾病 [M]. 北京: 人民卫生出版社, 2016.

[13] 张学娥, 祝锡聪, 夏静仪, 等. 心理健康教育在治疗更年期综合征中的疗效观察 [J]. 山西医科大学学报, 2006, 37(8): 833-835.

[14] 杨明进. 健康教育和心理疗法在女性更年期综合征治疗中的疗效观察 [J]. 中国医药杂志, 2011, 9(33): 330-331.

[15] SANDERS K M, STUART A L, WILLIAMSON E J, et al. Annual high-dose oral vitamin D and falls and fractures in older women: a randomized controlled trial[J]. JAMA, 2010 (303): 1815-1822.

[16] 徐丛剑, 华克勤. 实用妇产科学 [M]. 4版. 北京: 人民卫生出版社, 2018.

[17] 田秦杰, 葛秦生. 实用女性生殖内分泌学 [M]. 2版. 北京: 人民卫生出版社, 2018.

[18] MUNRO M G, CRITCHLEY H O, BRODER M S, et al. FIGO classification system (PALM-COEIN) for causes of abnormal uterine bleeding in nongravid women of reproductive

age[J]. Int J Gynaecol Obstet，2011（113）：3-13.

[19] ACOG committee opinion No. 557：Management of acute abnormal uterine bleeding in nonpregnant reproductive-aged women[J]. Obstet Gynecol，2013（121）：891-896.

[20] HICKEY M，HIGHAM J M，FRASER I. Progestogens with or without oestrogen for irregular uterine bleeding associated with anovulation[J]. Cochrane Database Syst Rev，2012（9）：CD001895.

[21] American College of Obstetricians and Gynecologists. Management of abnormal uterine bleeding associated with ovulatory dysfunction -practice bulletin[J]. Obstet Gynecol，2013，122（1）：176-185.

[22] 谢幸,孔北华,段涛. 妇产科学 [M]. 9 版. 北京：人民卫生出版社,2018.

[23] 郁琦,邓珊. 协和妇科内分泌手册 [M]. 北京：人民卫生出版社,2018.

[24] 中华医学会妇产科学分会内分泌学组. 闭经诊断与治疗指南（试行）[J]. 中华妇产科杂志,2011,46（9）：712-716.

[25] GORDON C M，ACKERMAN K E，BERGA S L，et al. Functional hypothalamic amenorrhea：an endocrine society clinical practice guideline[J]. J Clin Endocrinol Metab，2017，102（5）：1413-1439.

[26] ALTAYAR O，AL NOFAL A，CARRANZA LEON B G，et al. Treatments to prevent bone loss in functional hypothalamic amenorrhea：a systematic review and meta-analysis[J]. J Endocr Soc，2017，1（5）：500-511.

[27] KLEIN D A，POTH M A. Amenorrhea：an approach to diagnosis and management[J]. Am Fam Physician，2013，87（11）：781-788.

[28] LEBOW J，SIM L. The influence of estrogen therapies on bone mineral density in premenopausal women with anorexia nervosa and amenorrhea[J]. Vitam Horm，2013（92）：243-257.

第五章　常见疾病 GnRH 制剂临床应用的药学监护

第一节　子宫内膜异位症

一、定　义

子宫内膜异位症（endometriosis，EMT）是指具有生长功能的子宫内膜组织（腺体和间质）在子宫腔被覆内膜及宫体肌层以外的其他部位出现、生长、浸润，反复出血，继而引发疼痛、不孕及结节或包块等。EMT 是一种常见的良性慢性雌激素依赖性疾病。文献报道子宫内膜异位症的发病率范围差异大，为2%~48%。

二、药学监护相关症状、体征与检查指标

1. 典型症状、体征　主要有慢性盆腔痛、性交痛、痛经、月经异常和不孕，其临床表现因人和病变部位不同而多种多样，症状特征与月经周期密切相关。25% 的患者无任何症状。典型盆腔内膜异位症妇科检查可发现子宫后倾固定，直肠子宫陷凹、宫骶韧带或子宫后壁下段等部位可扪及触痛性结节，一侧或双侧附件区触及囊实性包块，活动度差，常有轻压痛。

2. 检查指标　育龄妇女有继发性痛经且进行性加重、不孕或慢性盆腔痛，盆腔检查扪及与子宫相连的囊性包块或盆腔内有触痛性结节，可初步诊断为子宫内膜异位症。但临床上常需借助辅助检查如影像学检查、CA125 测定及腹腔镜检查等。

3. 疾病主要诊断依据　育龄妇女有继发性痛经且进行性加重、不孕或慢性盆腔痛、性交痛等，盆腔检查盆腔内有触痛性结节或子宫旁有不活动的囊性包块，应高度怀疑子宫内膜异位症。

（1）病史：月经史、孕产史等。需特别注意痛经的发生和发展与月经等的

关系。

（2）妇科检查：宫骶韧带和后穹窿有以触痛性结节为特征性的体征，附件区与子宫或阔韧带、盆腔相粘连的囊性肿块，活动度差，常伴有轻触痛。

（3）腹腔镜检查：是目前诊断内膜异位症的首选方法。

（4）其他辅助检查：影像学检查（包括阴道和腹部 B 超、盆腔 CT 及 MRI等）、血清 CA125 测定、抗子宫内膜抗体和静脉肾盂造影等。

三、药物治疗方案和药物选择

治疗方面可采用药物和 / 或手术治疗（保守性或根治性）。单纯手术治疗有其局限性，易复发。文献统计，子宫内膜异位症保守性手术治疗 1 年的复发率在 8%~10%，术后 2 年的复发率约 20%，术后 5 年的累积复发率可达到40%~50%，因此术后药物辅助治疗控制疾病的复发十分必要。症状轻微且有生育要求者可先予以药物治疗；病情重有生育需求者可予以保守手术后辅以药物治疗；病情重无生育要求或高龄患者可予以根治性手术。药物治疗方案包括对症和激素抑制治疗。

1. 对症药物治疗　多采用非甾体抗炎药（nonsteroidal anti-inflammatory drug，NSAID），可选用的药物有布洛芬缓释胶囊，一次 0.3g，一日 2 次，用于缓解慢性盆腔疼痛及痛经，不能阻止病情进展。

2. 激素抑制治疗　通过造成体内低雌激素环境，使患者形成假孕或假绝经或药物性卵巢切除，达到异位内膜萎缩、退化和坏死的治疗目的。

（1）口服避孕药（oral contraceptive）：临床常用低剂量的雌、孕激素复合片，如屈螺酮炔雌醇片、炔雌醇环丙孕酮片等，一般用法为自月经第 1 天开始，每天约在同一时间用少量液体送服，连续性或周期性服用至少 6 个月，用于降低垂体促性腺激素水平，直接作用于子宫内膜和异位内膜，导致异位内膜萎缩，又称假孕疗法。

（2）孕激素类药（progestin）：临床常用醋酸甲羟孕酮片，常规用法为一次10mg，一日 3 次口服或炔诺酮一日口服 5mg，一般均连续应用 6 个月。主要为通过抑制垂体促性腺激素释放并直接作用于子宫内膜和异位内膜，最初使内膜组织蜕膜化，继而导致异位内膜萎缩和闭经，亦称为假孕疗法。

（3）孕激素受体拮抗剂（progesterone receptor antagonist）：常用的为米非司酮片，一日口服 25~100mg，具有抗孕激素和抗糖皮质激素作用，干扰子宫内膜的完整性，造成闭经使病灶萎缩。

（4）雄激素类衍生物：常用的有达那唑胶囊，口服吸收好，常规用法为一日 400~800mg，分次口服（常规为一日 2~3 次；如痛经不缓解或未出现闭经，可一日服药 4 次），自月经第 1 日服用，连服 3~6 个月。达那唑栓的常规用法为阴道给药，一次 50mg，一日 1~2 次，月经期停用 3~4 日，3~6 个月为 1 个疗程。能抑制卵泡刺激素和黄体生成素高峰，或直接与子宫内膜的雄激素和孕激素受体结合，从而导致短暂闭经、内膜萎缩，称为假绝经治疗。

（5）抗孕激素类药：常用的有孕三烯酮胶囊，常规用法为每次 2.5mg，每周 2 次口服，第 1 次于月经第 1 天服用，3 天后服用第 2 次，以后于每周的相同时间服用。孕三烯酮具有较强的抗孕激素和抗雌激素活性，又有很弱的雌激素和雄激素作用。其抗生育作用机制可能为抑制排卵及抑制子宫内膜发育，改变宫颈黏液性质，影响卵子运行速度及拮抗内膜黄体酮受体，从而干扰孕卵着床。称为假绝经治疗。

（6）促性腺激素释放激素激动剂：常用的药物有注射用醋酸亮丙瑞林微球，一般用法为于月经第 1~5 日皮下注射 3.75mg 后，成人每 4 周注射 1 次，共 3~6 次；注射用曲普瑞林，一般用法为在月经周期的第 1~5 天开始肌内注射，一次 3.75mg，每 4 周注射 1 次，一般疗程至少 4 个月，至多 6 个月。使用本药初期可引起短期的垂体促性腺激素分泌增高，继而通过对垂体促性腺激素的抑制，最终抑制睾丸或卵巢的功能；还可通过降低外周 GnRH 受体的敏感性产生直接的性腺抑制作用。

四、监 护 要 点

1. 治疗开始前的药学评估

（1）选择治疗方案的整体评估：术后内膜异位症药物辅助治疗的常用方案包括子宫内膜异位症保守手术后使用药物造成体内假绝经状态或假孕状态是治疗的作用基础，根据《子宫内膜异位症的诊治指南（2015 年）》，可供选择的预防复发的药物主要为口服避孕药、高效孕激素、雄激素衍生物及 GnRH-a，各种方案的疗效基本相同，但副作用不同，所以选择药物时要考虑药物的副作用如有无乳腺结节存在或进展、患者的意愿及经济能力。

（2）适应证和禁忌证的评估：一般轻微药物治疗或病情较重但有生育要求行保守手术后，为降低子宫内膜异位症的复发率，患者术后一般选用药物辅助治疗。但每种药物均有其禁忌证，如用药前应注意询问有无妊娠，有无妊娠需求，有无出现动脉或静脉血栓形成、累及血管的糖尿病、肝病及对本品活性成分或其任何赋形剂过敏的情况等，这些情况禁用口服避孕药；注意询问有无乳腺癌家族史、有无吸烟等个人史；肝、肾功能不全者，有血栓病史者，对本品过敏者禁服甲羟孕酮片；对本药成分、合成的 LH-RH 或 LH-RH 衍生物有过敏史者，有性质不明的、异常的阴道出血者（有可能为恶性疾病）禁用。开始药物治疗前应明确患者的基础情况、药物过敏史、药物不良反应史，评估患者是否可选用相应的药物治疗。

2. 治疗过程中的药学监护

（1）疗效评估：患者用药期间的随访过程中，对于痛经患者，了解其痛经缓解情况；对于不孕患者，了解其近期有无怀孕。

（2）不良反应监护：密切关注患者有无出现低血糖反应；胰岛素可引起血钾下降，关注有无胰岛素注射部位脂肪萎缩、低血钾等。

1）注射用醋酸亮丙瑞林微球：在治疗后的 4 周内可能出现围绝经期症状，如闭经、性欲下降、潮热、多汗、外阴阴道干燥、头痛、睡眠障碍、情绪变化如抑郁等，还可能出现发热、咳嗽、呼吸困难、过敏症状、伴 GOT 和 GPT 值升高的肝功能障碍或黄疸，引发或加重糖尿病症状，引起患有垂体腺瘤的患者发生垂体脑卒中等。因此用药前应仔细询问患者过敏史，用药后应密切观察患者的状态，如观察到任何异常，应采取适当的措施，如用肾上腺皮质激素进行治疗等。

2）炔雌醇环丙孕酮片：服药后可能出现恶心、呕吐、腹痛、腹泻等胃肠道功能紊乱，体液潴留，体重增加，情绪抑郁 / 改变，性欲降低，乳房疼痛、触痛及皮疹，荨麻疹等不良反应。此外，还可引起动、静脉血栓及血栓栓塞性疾病如心肌梗死、深静脉血栓形成、肺栓塞和卒中的发生风险增加，以及高血压、高甘油三酯血症、肝功能紊乱、偏头痛发作的频率或严重程度增加等，一旦发生需立即停药并处理。

（3）用药指导：药物的用法用量，包括用药途径、时间、单次剂量；常见不良反应及严重不良反应的处置措施；明确证据支持的药物与食物相互作用提醒等。

1）注射用醋酸亮丙瑞林微球：告知患者该药需每 4 周用药 1 次，用药持续时间可能需 3~6 个月，嘱患者按时使用；用药后的第 1 个月内可能出现不同持续时间和不同程度的阴道出血，这种出血可能是雌激素撤退性出血，应可以自行停止；在治疗后会出现围绝经期症状，75% 的女性会在治疗的头 4 周内出现低雌激素状态，到 8 周时 98% 的女性为低雌激素状态，症状和体征包括闭经、性欲下降、潮热、多汗、外阴阴道干燥、头痛、睡眠障碍、情绪变化如抑郁等，这种假绝经状态是可逆性的，月经通常会在停止治疗 60~90 日后恢复。为了预防围绝经期症状的出现，可给予雌、孕激素复合制剂反向添加；短期治疗（如 3 个月）可有效缓解，但子宫内膜异位症有可能在停药后复发；告知患者治疗期间仍需采用非激素方法避孕，并避免饮酒，因乙醇会加重本药的不良反应。

2）炔雌醇环丙孕酮片：嘱患者每天约同一时间服药 1 片，每天固定时间服用，连服 21 天，停用 7 天后再继续下一周期的用药；在开始服药后可能出现一些轻度不适，如恶心、呕吐、乳房胀痛等，还可见子宫不规则出血和情绪波动；如服药后 3~4 小时内发生呕吐，需立即补服 1 片，如忘记服药的时间在 12 小时以内，一旦想起必须立即补服，同时应仍在常规时间服用下 1 片药物；用药期间随访凝血功能，肝、肾功能。治疗期间仍需避孕，可采用屏障避孕法。

3. 治疗注意事项和药物相互作用

（1）GnRH-a 治疗子宫内膜异位症时的用药时机通常是在月经周期的第 1~5 天，每次 3.75mg，皮下注射或肌内注射，每 28 天注射 1 次。有部分临床应用于子宫内膜异位症保守术后即开始给药，常于月经后半周期使用，GnRH-a 的用药时机与说明书及有关研究不符，应注意给药时机。

（2）临床在应用 GnRH-a 时，为抵消应用 GnRH-a 给药初期会出现的"点火效应（flare-up）"可能导致的功能性卵巢囊肿，常给予口服避孕药反向添加抑制卵泡发育，可降低功能性卵巢囊肿的发生率。虽然在口服避孕药的用药时机、用药疗程等方面尚缺乏统一的共识和规范化指导，但有相关文献提及口服避孕药应提前给药。

（3）对肝功能的影响：甲羟孕酮、米非司酮和口服避孕药等在用药后可引起肝功能异常。

（4）对代谢的影响：使用达那唑可引起体重增加、水肿、多毛、声粗、痤疮等，可暂时性影响脂蛋白改变；GnRH-a 可引起体重增加、多毛以及甘油三酯升高等。

（5）对阴道出血的影响：甲羟孕酮、达那唑均可引起不规则阴道出血。

（6）引起骨质疏松症、潮热等围绝经期症状：对于 GnRH-a 维持治疗 6 个月甚至更长时间的患者，需要提醒患者可能发生骨质疏松症、潮热、盗汗等围绝经期症状，对于年龄较大的女性可能会增加骨折的风险。为了改善 GnRH-a 引起的骨质疏松症、潮热等围绝经期症状，给予其他药物（称为反向添加治疗）

来减轻治疗诱发的低雌激素副作用严重程度及改善生存质量，以改善患者的依从性并延长用药持续时间。常用方案有单用黄体酮、雌激素联合黄体酮等，单用雌激素反向添加治疗的数据很少。

（7）由于上述药物多经 P450 3A4 酶代谢，因此在同时使用该肝药酶诱导或抑制的药物或食物如葡萄柚汁时应注意药物 - 药物或药物 - 食物相互作用。

1）孕三烯酮：抗癫痫药、利福平可加速孕三烯酮的代谢。

2）甲羟孕酮：苯巴比妥、保泰松可降低甲羟孕酮的疗效；吩噻嗪类药物可增强甲羟孕酮的疗效；甲羟孕酮可抑制环孢素的代谢。

3）达那唑：与泼尼松具有协同作用；抑制环孢素的代谢，增加环孢素的毒性反应；抑制卡马西平的代谢；增强华法林的抗凝作用，引起出血。

4）米非司酮：服药期间避免服用阿司匹林或其他非甾体抗炎药。

具体详见相应章节的相互作用。

4. 患者教育

（1）一般教育：提供药物基本信息，包括药物名称（商品名、通用名）；药物的给药途径、剂型、剂量和给药方案（包括给药时机、给药疗程）；药物使用方法以及该药物治疗或预防疾病的用药目的，包括治愈疾病、减轻或改善症状、防止或减缓疾病和预防疾病；药物预期作用以及未起效时采取的措施；服药方法；药品储存条件等。

（2）药物不良反应教育：用药宣教应提醒患者所用药物的主要不良反应信息，但注意不要暗示或诱导患者。明确告知不良反应发生时需要采取的措施，如及时告知处方医师和其他医护人员。注意分析患者用药过程中可能发生潜在用药风险的综合因素，例如注射器或给药装置应考虑乳胶过敏以及氯沙坦钾片可致咳嗽等。

（3）药物 - 药物、药物 - 食物相互作用教育：用药期间不宜与含乙醇的饮料同服，服用米非司酮期间不建议与葡萄柚汁同服。根据食物对药物的影响、药物对胃肠道的影响、药物的不同剂型以及是否影响机体的正常节律等建议患者的最佳服药时间。

（4）用药依从性和应急处置方法教育：由于激素治疗少则 3 个月，多者 6 个月或更长时间，个别患者，尤其是年龄较大或精神状态异常的患者存在用药依从性不强的问题，通过临床药师用药教育可及时根据此类用药问题并采取有针对性的干预措施，如要求家属协助、设置服药日志或使用智能药盒。提醒注意性激素类药物的服用方法，每天固定时间服用药物，不要漏服药物，告知患者漏服药物可能会出现不规则阴道出血等不良反应,加深患者对随意停药产生的影响的认识。

(5)其他用药知识教育:提醒药物的用药禁忌、可能在用药过程中常有周期性出血或偶发性出血等发生的药物相关不良反应等。告知患者开始激素治疗后可于 1~3 个月内复诊。长时间应用激素治疗应注意随访肝功能、凝血功能、有无血栓形成以及乳腺 B 超等实验室和影像学检查,以随访药物相关不良反应。若出现异常的阴道出血或其他不良反应,应随时复诊。

五、循证资料

近年来,越来越多的新的治疗手段和药物研究用于治疗子宫内膜异位症。Mohamed 教授总结现阶段子宫内膜异位症的药物与生物治疗新进展,如 GnRH 拮抗剂避免激动剂的"点火效应",同时达到抑制卵巢性激素的作用;孕激素受体调节剂如醋酸乌利司他(ulipristal)和 asoprisnil 可通过生长因子调节细胞凋亡等机制对抗子宫内膜异位病灶的增殖,通过减少环氧合酶 -2(COX-2)的表达抑制子宫内膜的前列腺素合成,从而缓解内膜异位症有关的盆腔疼痛。

在 2003 年的一项 Cochrane 综述包括 2 391 名妇女的 30 项关于 GnRH-a 治疗子宫内膜异位症引起骨密度降低的研究,通过反向添加达那唑和黄体酮 + 雌激素对腰椎骨密度均有保护作用。2007 年,一项纳入 3 043 名子宫内膜异位症伴不孕的患者,共 23 项卵巢抑制药物临床试验的 Cochrane 系统评价表明,口服避孕药、孕激素或达那唑并不能改善低生育能力子宫内膜异位症患者的受孕率。另外一项 Cochrane 纳入 3 项随机对照试验,研究发现子宫内膜异位症术后应用左炔诺孕酮宫内节育器可减少术后复发和改善疼痛症状,证据级别为中等质量证据。在 2017 年的一项纳入 10 个随机对照试验(RCT)包括 960 名患者的 Cochrane 研究中,分别比较米非司酮与安慰剂或不同剂量的米非司酮、asoprisnil 与安慰剂、乌利司他与亮丙瑞林以及孕三烯酮与达那唑、GnRH-a 在子宫内膜异位症治疗中的疗效,结果显示米非司酮组较安慰剂组可明显改善痛经(OR 0.08;95%CI 0.04~0.17,中等质量证据)和性交困难(OR 0.23;95%CI 0.11~0.51,低质量证据),提示 2.5mg 米非司酮改善痛经和性交困难的效果可能低于 5 或 10mg 米非司酮,但有待于进一步的更充分的研究证据。孕三烯酮与达那唑、GnRH-a 改善痛经和性交困难的疗效比较因证据不足而未发现明显差异,但孕三烯酮引起多毛不良反应的发生率较高(OR 2.63;95%CI 1.6~4.32,极低质量证据);对于孕激素受体调节剂 asoprisnil

与乌利司他的安全性、有效性因证据不充分而未进行结论,有待于进一步的研究。在 2018 年的一项纳入 4 项包括 404 名患者的 Cochrane 研究中,充分评估口服避孕药在管理与子宫内膜异位症相关疼痛症状中的作用,基于有限的数据,未发现口服避孕药对疼痛缓解的有效性,有待于进一步补充数据。

此外,在诊断方面,2016 年的一项纳入 54 项包括 2 729 名患者的研究显示子宫内膜生物标志物如子宫内膜蛋白质组、17β-HSD2、IL-1R2、钙调素结合蛋白以及其他神经标志物(如 VIP、CGRP 和 SP 等)有希望用于子宫内膜异位症的明确诊断,但有待于进一步的深入研究,目前腹腔镜仍然是诊断的金标准。

第二节 绝经前期及围绝经期妇女的乳腺癌

一、定 义

(一)绝经相关定义

绝经、绝经前期、绝经后期、围绝经期、绝经过渡期的定义见第四章第二节。

绝经相关分期示意图见表 5-1。

表 5-1 绝经相关分期示意图

名称	生育期	绝经过渡期		
	绝经前期			绝经后期
		围绝经期		
标志	初潮后	从周期长度与正常周期相差＞7 天始	闭经＞12 个月	直至死亡

注:*末次月经。

(二)关注绝经前期及围绝经期妇女的乳腺癌的原因

乳腺癌已经成为威胁中国女性健康的第一大恶性肿瘤,发病率呈逐年递增的趋势。在发达国家,乳腺癌的发病率随着年龄增加而升高,在 70~74 岁达到发病高峰。而中国的乳腺癌发病率年增幅速度为世界平均水平的 2 倍,且年轻化趋势显著,约有 60% 的患者在诊断时仍为绝经前状态。根据我国的流行病学数据,我国的乳腺癌发病率曲线呈现双峰模型,在 50 岁及 70 岁都显示出发病高峰,中位发病年龄为 45~55 岁。这提示我国绝经前的乳腺癌患者占总体乳腺癌患者的一半以上。

我国乳腺癌的诊治具有自身特点,与发达国家相比(尤其是美、英等撰写国际广泛参考的临床循证指南的国家),具有发病率、发病年龄等流行病学特征不同、医保条件不同、患者经济条件及药物可获得性不同等特征,借鉴国外临床经验的同时还需我国学者深入研究。

(三)绝经前期及围绝经期妇女乳腺癌的治疗特点

1. 易复发　绝经前女性下丘脑分泌促性腺激素释放激素,与垂体细胞膜上的相应受体结合,使垂体释放黄体生成素和卵泡刺激素,从而作用于卵巢并释放雌激素。正常的乳腺上皮细胞含有多种激素受体如雌激素受体、黄体酮受体等,乳腺发生癌变后部分乳腺癌可以保留全部或部分激素受体并具有功能(据统计,中国绝经前女性早期乳腺癌患者中 50%~60% 激素受体为阳性),而雌激素能促进其生长。而绝经后妇女卵巢萎缩、雌激素水平明显下降,复发风险相对较低。

2. 尚未生育　我国女性晚婚、晚育的比例较高,许多年轻患者在未生育前罹患乳腺癌。对这部分患者进行卵巢功能的保护,让她们在接受乳腺癌治疗的同时,尽可能保留生育功能是非常必要的。放、化疗损伤成熟的卵泡细胞,抑制原始卵泡和卵巢滤泡的形成,对卵巢功能造成不可逆性的损伤,影响月经周期甚至导致卵巢功能早衰。在国外,通常有生育要求的患者在化疗前会常规咨询妇产科,进行卵巢组织冻存;但我国目前仅首都医科大学附属北京妇产医院具有冻存卵巢组织移植的技术,因此通过内分泌治疗手段保护患者的生育能力尤为重要。

3. 乳腺癌的卵巢功能抑制治疗　目前采用雌激素受体调节剂他莫昔芬治疗 5 年以上为绝经前激素受体阳性的早期乳腺癌患者的标准内分泌治疗方式。而以 GnRH 激动剂或 GnRH 拮抗剂为主要治疗药物的卵巢功能抑制(ovarian function suppression, OFS)治疗已被证实可降低 50 岁以下乳腺癌患者的复发风险并保留生育功能。GnRH 激动剂常见的有戈舍瑞林、曲普瑞林和亮丙瑞林;GnRH 激动剂通过对垂体的持续性刺激,抑制垂体分泌 LH 和 FSH,雌激素的分泌量随之下调,从而达到下调雌激素达去势水平的目的。但需注意 GnRH-a 首次给药初期具有短暂刺激垂体细胞释放 LH 和 FSH 的反跳作用，即"点火效应（flare up）"，使卵巢甾体激素短暂增加而引起一系列症状。GnRH 拮抗剂主要通过与内源性 GnRH 竞争性结合 GnRH 受体，阻断二聚体复合物形成，进而控制 LH 和 FSH 分泌。常见药物为西曲瑞克，给药后迅速抑制垂体 LH 和 FSH，目前主要用于辅助生殖医学控制性促排卵治疗。

二、药学监护相关症状、体征与检查指标

1. 典型症状、体征　乳腺癌的早期阶段很少有症状，使得许多患者延误就诊时间。

局部症状包括：①乳腺肿块，早期表现为单个小肿块，质地硬，不规则，界限不清。近年随着技术的进步，很多临床触诊阴性的乳腺肿块可以通过检查发现。②乳头内陷，由于病灶邻近乳晕区所致，可见于乳腺癌及乳腺炎。③乳头溃烂，可见于乳头湿疹，也是发现 Paget 病的重要线索。④皮肤凹陷（酒窝征），是由于 Cooper 韧带受侵犯致使皮肤下陷、粘连，可见于乳腺癌、脂肪坏死及乳腺炎。⑤乳腺癌晚期还可出现皮肤水肿（橘皮征）、红肿、浸润、溃疡，肿块固定（固定于胸肌、胸壁）。

2. 检查指标

（1）体格检查：是诊断工作的第一步。检查时首先观察双侧乳房形态是否对称，乳头位置是否对称，有无凹陷、固定，是否居中，有无偏斜，乳房皮肤有无红肿、有无"酒窝征"及"橘皮外观"。对于乳房偏小的患者可以采用坐位，乳房下垂或偏大的患者应采用仰卧位检查。按顺序用手指检查 4 个象限，手指放平触诊。确定有无肿块及大小，检查肿块是否与皮肤粘连或是与胸壁粘连。检查腋下淋巴结时，检查者左手握住患者患侧上肢前壁，使腋下放松，右手触摸腋下进行检查，对侧相反。对于怀疑患有乳腺癌的患者还应检查患者的锁骨上窝，明确是否有肿大的淋巴结。

（2）实验室检查

1）乳房 X 线照相术（mammography）：现代乳房 X 线照相术的诊断准确率可达 80%~90%。常见的有意义的阳性所见包括：①高密度占位影，摄片上的肿块大小比体检时的肿块不一致，这时恶性肿瘤周围组织呈水肿状态，以致触诊时肿块比真正瘤体大；如果患者腺体的致密、占位性病变与周围腺体分界不清时，可表现为病变大于查体所见。此项检查对于脂肪型乳腺检查效果较好，对于致密型乳腺还需要借助超声和 MRI 检查作为补充。②肿块有毛刺样改变，不光滑，密度大。③局部皮肤下陷或增厚。④砂粒样钙化灶。近年

研究表明,乳房 X 线照相术的广泛应用提高 T_1 及原位癌的发现率,使小的癌灶的发现率由原来的 56.6% 上升到 83%,使乳腺癌治疗中保留乳房的概率大为提高。

2)B 超:诊断的准确率可达 90%,对致密型的乳房其分辨力比 X 线高,直径 < 0.5cm 的肿块也能检出;对囊性肿物的判断明显优于 X 线检查。

3)MRI:MRI 用于乳腺癌的诊断对小病灶的检出率有很大的帮助。一般从肿瘤大小、肿瘤边缘(光滑、分叶状、不规则状、毛刺状)、强化的均匀性(均匀、不均匀或者介于两者之间)、环形强化和内部间隔强化等方面进行分析。由于乳腺腺体组织随月经周期变化而有所改变,MRI 的最佳检查时间为月经期的第 8~15 天。对于不能耐受长时间仰卧位进行 MRI 检查或 MRI 强化剂不能耐受的患者,还可以考虑进行 CT 检查。

4)计算机近红外扫描(lintro-scan):即近红外扫描(infrared light scan,ILS),1981 年 Morton 首先应用此技术诊断乳腺癌。其原理是近红外光对软组织有较强的穿透性,还有一定的选择性。血红蛋白对近红外光有吸收作用,当近红外光穿透肿瘤时,因血红蛋白的吸收会产生阴影,其灰度将直接反映局部的血红蛋白量,形成近红外光的乳腺成像原理。由于恶性肿瘤的血液供应多,其灰度较大。或血管本身发生中断或异常粗大的改变,使得红外光扫描在乳腺肿块的良、恶性鉴别上有一定的价值。

5)细针穿刺吸引细胞学检查(fine needle aspiration cytology,FNA):细针指 6~8 号针。①安全性。大量应用实践证实其可靠性,如 Bergetal 观察针吸与未针吸的 370 对乳腺癌患者,预后无显著性差异;Frazeh 等总结 5 000 例乳腺癌患者,也未发现增加局部种植的情况。②成功的关键,即针头进入皮下后,抽吸针筒芯,使筒内呈负压状态,然后刺入肿块,以不同的方向穿刺 3 次,关键的一步是在去除负压后才拔针,否则少量细胞进入针筒后无法吹出,使操作失败。③意义,即准确性可达 80% 以上,但需要有经验的专门细胞学专家读片才能达到。另外对那些临床上不可触及包块的病例在 X 线摄片三维定位下采用细针穿刺,也可用 B 超定位置入细的带钩的金属丝,而后行活检,可准确切除不可触及的病变,使早期病例得以确诊。

6)核心针穿刺活检(core needle biopsy,CNB):CNB 与 FNA 是乳腺病变常用的获得术前病理诊断的手段,使用超声引导可以提高活检的准确率,常用的探头频率为 10MHz。患者取仰卧位,对乳腺进行 4 个象限及以乳头为中心的多切面扫描,观察肿瘤内部的回声、边界,测量大小,测量肿瘤距体表的深度,并对肿瘤做好标记。核心针活检枪分为全自动和半自动 2 种。根据病变特征可选用 18、16 或 14G 活检针,常规消毒皮肤,铺无菌洞巾,用 2% 利多卡因局部麻醉,在超声引导下将穿刺针经穿刺导向器入肿瘤包膜内放枪,取肿瘤组织 2~6 块,甲醛溶液固定,送病理检查。

与手术活检相比,穿刺活检对正常组织的破坏少,无瘢痕,患者只需要局部麻醉,且费用也相对低廉。最重要的是穿刺活检可以使一部分乳腺良性病变患者免去不必要的手术。

对于体检发现乳房肿块的患者,也可采用手术活检、术中快速冷冻病理检查与手术治疗同时进行的方法。但这种方法不利于手术前制订详细的治疗方案,且延长手术的时间。术前穿刺针活检若为恶性病变,不仅为进一步的治疗提供依据(包括手术和术前辅助化疗),而且有利于医师和患者共同讨论手术治疗的方式,例如是否采取保留乳房的手术等。

7)对于上述方法仍未确诊的病例,即应行活检手术。活检分切取活检及切除活检。切取活检是切开后在肿瘤上去一小片组织送切片检查,此法易引起肿瘤播散,应避免或放弃。切除活检是在正常组织范围切入,包括病灶在内大块切除,切缘皆在正常组织内。两者对预后有明显的统计学差异。

3. 疾病主要诊断依据

(1)需根据病史、体征及实验室检查综合判断方能作出诊断。

(2)随着无症状的乳腺癌增多,需重视超声、钼靶、MRI 等辅助检查在乳腺癌诊断中的作用。

(3)对于可疑病灶进行穿刺或切除活检是唯一的确诊手段。

(4)病理诊断要求报告乳腺癌病理类型,组织学分级,雌激素受体(ER)、孕激素受体(PR)、人表皮生长因子 2(HER-2)、增殖指数(Ki-67)等分子指标。

三、药物治疗方案和药物选择

药物治疗包括乳腺癌术后辅助化疗、辅助内分泌治疗及生物靶向药物治疗。本章将重点介绍内分泌治疗中 GnRH 制剂的应用。

(一)乳腺癌术后辅助化疗

1. 适应证

(1)浸润性肿瘤 > 2cm。

(2)淋巴结阳性。

(3)激素受体阴性。

（4）HER-2 阳性（对 T_{1a} 以下的患者目前无明确的证据推荐使用辅助化疗）。

（5）组织学分级为 3 级。

以上单个指标并非化疗的强制适应证，辅助化疗方案的制订应综合考虑上述肿瘤的临床病理学特征、患者的生理条件和基础疾病、患者的意愿，以及化疗的可能获益与由之带来的不良反应等。免疫组织化学检测应该常规包括 ER、PR、HER-2 和 Ki-67。

2. 禁忌证

（1）妊娠期：妊娠早、中期患者应慎重选择化疗。

（2）年老体弱且伴有严重内脏器质性病变的患者。

3. 化疗常用方案　选择联合化疗方案，常用的有：①以蒽环类为主的方案，如 CAF、A（E）C、FE100C 方案（C 为环磷酰胺，A 为多柔比星，E 为表柔比星，F 为氟尿嘧啶），虽然吡柔比星（THP）在欧美少有大组的循证医学资料，但在我国的日常临床实践中用 THP 代替多柔比星也是可行的，THP 的推荐剂量为 40~50mg/m²；②蒽环类与紫杉类联合方案，如 TAC（T 为紫杉醇/多西他赛）；③蒽环类与紫杉类序贯方案，如 AC→T 或 FEC→T；④不含蒽环类的联合化疗方案，适用于老年、低风险、蒽环类禁忌或不能耐受的患者，常用的有 TC 及 CMF 方案（M 为甲氨蝶呤）。

（二）乳腺癌术后辅助内分泌治疗

1. 适应证　激素受体 ER 和/或 PR 阳性的乳腺癌。

2. 内分泌治疗与其他辅助治疗的次序　辅助内分泌治疗（GnRH-a 除外）与化疗同时应用可能会降低疗效，一般在化疗之后使用，但可以和放疗及曲妥珠单抗治疗同时应用。

只要情况允许，毒性较小的内分泌治疗优先于细胞毒性药物治疗。

3. 绝经前患者的辅助内分泌治疗方案

（1）辅助内分泌治疗有 3 种选择：他莫昔芬、OFS 加他莫昔芬、OFS 加第三代芳香酶抑制剂（aromatase inhibitor，AI）。

（2）使用他莫昔芬的患者，治疗期间注意避孕，并每 6~12 个月进行 1 次妇科检查，通过 B 超检查了解子宫内膜厚度。服用他莫昔芬 5 年后，患者仍处于绝经前状态，部分患者（如高危复发）可考虑延长服至 10 年。目前尚无证据显示，服用他莫昔芬 5 年后的绝经前患者后续应用卵巢抑制联合第三代 AI 会进一步受益。托瑞米芬在绝经前乳腺癌中的价值尚待大型临床研究确认，在我国的日常临床实践中常见托瑞米芬代替他莫昔芬。

（3）高危患者应用他莫昔芬 5 年后，处于绝经后状态可继续服用第三代 AI 5 年，未绝经者可继续使用他莫昔芬满 10 年。

4. GnRH 制剂在绝经前妇女乳腺癌辅助内分泌 OFS 治疗中的应用

（1）OFS 推荐用于下列绝经前患者：①高风险患者，可与他莫昔芬或第三代 AI 联合应用；②接受辅助化疗的中度风险患者伴有高危因素时，如相对年轻（如 < 35 岁，在完成辅助化疗后仍未绝经）、组织学高级别（Ⅲ级）等；③对他莫昔芬有禁忌者。

（2）治疗周期：根据 SOFT 和 TEXT 试验等循证医学数据，药物性卵巢去势对高危患者使用 5 年；对中危患者，应用 OFS 替代化疗时，使用时间为 2~3 年。

（3）GnRH 激动剂的治疗方案和药物选择：目前，FDA 批准戈舍瑞林用于缓解绝经前及绝经期妇女的乳腺癌，其他 GnRH 激动剂如亮丙瑞林、曲普瑞林等未被批准。目前多数指南中多统称为 GnRH 激动剂而未特指具体药物，单独举例的多为研究较多的戈舍瑞林，亮丙瑞林、曲普瑞林也多有被提及。

GnRH 激动剂之间的药理作用一致、药效接近，因研究证据及 FDA/ 药品说明书等原因推荐应用戈舍瑞林。给药方法为 3.6mg 腹壁皮下注射，每 4 周 1 次。可保持有效作用浓度，而无组织蓄积。

（4）GnRH 拮抗剂的治疗方案和药物选择：目前常用品种仅有醋酸西曲瑞克。FDA 批准的适应证仅为辅助生殖诱导排卵，常见的超说明书用法为子宫肌瘤的治疗。应用方法为每日 1 次，间隔 24 小时，早晨或晚间使用。通常不用于乳腺癌的治疗。

（三）生物靶向药物治疗

1. 曲妥珠单抗　HER-2/neu 基因扩增或过度表达的乳腺癌患者无病生存期较短，预后差。目前已开发出针对 HER-2 的单克隆抗体曲妥珠单抗。对 HER-2/neu 基因扩增或过度表达的晚期乳腺癌患者，多项随机分组临床试验结果表明，曲妥珠单抗联合化疗的疗效显著优于单用化疗。

2. 拉帕替尼　在过度表达 HER-2 的细胞，同时抑制表皮生长因子受体和 HER-2 有相加作用。拉帕替尼是一种口服的小分子表皮生长因子酪氨酸激酶抑制剂，可以同时作用于表皮生长因子受体与 HER-2。在体外试验中，对 HER-2 过表达乳腺癌细胞系的生长抑制作用明显。

3. 贝伐珠单抗　是一种针对血管内皮生长因子的重组人源化单克隆抗体。综合分析现有的临床研究结果，在晚期乳腺癌中联合应用贝伐珠单抗，可以在无进展生存期方面得到有限的获益,但对总生存期方面没有延长,在临床实践中应慎重选择患者。

四、监 护 要 点

1. 治疗开始前的药学评估　应用前应先检查患者的乳腺癌是否表达激素受体 ER/PR;若激素受体不表达,则不宜使用。

用药前应先注意患者是否具有以下合并症,需要及时监测、对症处理或延期使用 GnRH 药物治疗:

(1)骨质疏松症或低骨密度。

(2)糖尿病。

(3)心脏病发作或脑卒中史。

(4)冠状动脉疾病的危险因素(如高血压、高胆固醇、吸烟或超重)。

(5)排尿问题。

(6)影响脊柱的疾病。

(7)异常出血。

(8)妊娠状态。

在接受治疗之前,需要进行妊娠试验以确保患者没有怀孕并严格避孕。本类药对胎儿有明显的致畸作用。GnRH 制剂虽然可使绝经前女性在治疗期间月经停止,但仍须使用有效的避孕措施(例如带有杀精剂凝胶或插入物的避孕套或隔膜)。在使用 GnRH 制剂治疗期间,激素类避孕药(如避孕药、注射剂、植入物、皮肤斑和阴道环)可能无效。停用 GnRH 制剂后即会开始正常的月经周期;如月经周期在治疗结束后的 12 周内仍没有恢复,需联系医师对症治疗。

本药因可使机体进入绝经后状态,骨密度可能发生下降,这可能会增加患骨质疏松症的风险。如果患者有烟酒嗜好、有骨质疏松症家族史或使用某些药物(如抗癫痫药或类固醇),这种风险可能更大。需对患者进行相关教育。

2. 治疗过程中的药学监护　使用 GnRH 激动剂治疗的患者在治疗初期的 4~8 小时可因"点火效应"导致病情可能会有短时间的恶化,这与其药理机制有关。通过刺激垂体细胞释放 LH 和 FSH,耗尽垂体促性腺细胞上的 GnRH 受体,使女性的血清雌二醇降低至绝经水平。故在治疗初期会有一过性的激素水平上升,属正常现象。但若继续治疗未能获得抗肿瘤效果,出现肿瘤持续恶化的现象，则应停药。而 GnRH 拮抗剂则无这一现象，通过直接与内源性促性腺激素释放激素竞争性拮抗，从而控制促性腺激素的分泌。

用药后应处于人工闭经状态，若经过 2 个周期的治疗后仍有月经，应予以重视，更改治疗方案。

3. 治疗注意事项和药物相互作用　本药的常见不良反应为可能出现皮疹，偶见注射部位轻度淤血。患者可有潮红、多汗、性欲下降、头痛、抑郁、阴道干燥、出血、乳房大小变化。短时间（一般少于 12 周）应用发生上述不良反应的可能性较小，有报道称用药 24 周的患者其骨质丢失达 6%，但大部分用药者停药后一般可恢复。

醋酸戈舍瑞林缓释植入剂因为植入物会慢慢地被身体完全吸收，所以这种药物不需要被移除。若患者存在明显的局部刺激性与不适，宜就医取出植入物并更改用药方案。

罕见药物相互作用，GnRH 拮抗剂西曲瑞克的药品说明书 [相互作用] 表明，"①本品与经细胞色素 P450 代谢的药物及葡萄糖苷化的药物既不发生相互作用，也不以其他方式结合。但不能完全排除其与常用药物相互作用的可能性。②西曲瑞克与几种常用的注射用溶液不能配伍使用，只能以注射用水溶解。"

案例分析

案例： van Bon 等报道 1 例甲减患者应用左甲状腺素替代治疗，当在皮下植入戈舍瑞林后导致血清游离 T_4 升高、TSH 降低而出现甲状腺毒症。

分析： 推测戈舍瑞林降低血清甲状腺素结合球蛋白水平，导致游离 T 水平升高和 TSH 水平降低。提示临床应该谨慎合用。

4. 患者教育（以醋酸戈舍瑞林缓释植入剂为例）　本药需要每 28 天定期来医院注射。可在体内保持有效浓度，抑制体内激素分泌，达到缩小肿瘤组织、缓解病情的目的。为保证疗效，需仔细遵循给药计划，与医师确认每个周期来医院注射药物的时间，如期来医院进行治疗。

本药为皮下缓释植入药物，通常并且不会引起疼痛或不适，一段时间后植入物即会溶解，无残留。但若有严重不适，也可就医取出药物终止治疗。

首次注射后，初期可能会有症状加重或出现新症状。这种现象只暂时性出现在治疗的前几周，如果几周后症状没有改善，宜就医。若在用药期间就诊于他院，因为本药可能会对某些检查指标产生影响，需告知医师正在使用本制剂。

通常使用本药后将进入人工闭经状态，月经在用药期间将会停止。若在经过 2 个周期的治疗后仍有正常的月经周期，需要立即告诉医师。

因本药可降低体内的雌、孕激素水平，应用后可能会出现潮热（潮红）、头晕、头痛、出汗增多、性兴趣/能力下降、睡眠困难、恶心、乳房大小改变、阴道干涩或脱发。注射部位也可能出现疼痛、瘀伤、出血、红肿。这些症状通常是可逆性的，在治疗疗程完成后将会恢复。若您出现阴道灼痛/疼痛、性交时疼痛（女性）、乳房疼痛/压痛、新骨/恶化骨痛、新骨折、脚/脚趾灼热感、脚踝/脚肿胀、异常疲倦、肾脏问题迹象（如尿量变化）、胃/腹痛或肿胀、心理/情绪变化（如抑郁、情绪波动、幻觉）等症状，请立即告知医师。

生活方面有以下推荐：

（1）达到和保持健康的体重：对照《中国成人超重和肥胖症预防控制指南》，计算体重指数，判断体重是正常、过轻、超重或肥胖。每 3 个月测量 1 次体重，再次评估。如果体重指数过低，需咨询营养师以制订和执行营养改善计划；如果体重指数已经达到超重或肥胖标准，应避免摄入高热量的食物、饮料，并增加体力活动，以减轻体重。

（2）有规律地参加体力活动：在阶段性抗肿瘤治疗结束后，咨询专科医师，获得体力活动和体育锻炼的建议，包括何时开始、运动强度、运动方式。每 3~6 个月咨询专科医师或专业体育指导人员，对目前的体力活动和体育运动状况进行评估，获取改善建议。避免静坐的生活方式，尽快恢复疾病诊断以前的日常体力活动。年龄在 18~64 岁的成年患者，每周坚持至少 150 分钟的中等强度的有氧运动（每周 5 次，每次 30 分钟）；力量性训练（大肌群抗阻运动）每周至少 2 次。

（3）调整膳食结构，使其富含蔬菜、水果、全谷物。推荐合理安排饮食。

（4）戒烟禁酒：使用本药期间身体处于绝经状态，会增加骨质流失、脑卒中或心脏病的风险。

（5）根据医师建议使用保健品，切勿自行添加。

第三节 子 宫 肌 瘤

一、定 义

子宫肌瘤(uterine myoma)是女性生殖器最常见的良性肿瘤,由平滑肌及结缔组织组成。常见于 30~50 岁的妇女,20 岁以下少见。

二、药学监护相关症状、体征与检查指标

1. 典型症状、体征

(1)症状:患者的症状表现与肌瘤部位、有无变性相关,且大多数患者无明显症状,仅在体检时发现。常见症状有:

1)经量增多及经期延长:多见于大的肌壁间肌瘤及黏膜下肌瘤。黏膜下肌瘤伴有坏死性感染时,可有不规则阴道出血或血样脓性排液。长期经量增多可继发贫血,出现乏力、心悸等症状。

2)下腹包块:肌瘤逐渐增大使子宫超过 3 个月妊娠大时,可从腹部触及包块,较大的黏膜下肌瘤可脱出于阴道外。

3)白带增多:多见于肌壁间肌瘤、黏膜下肌瘤伴感染,可有大量脓性白带。若有溃烂、坏死、出血时,可有血性或脓血性、伴有恶臭的阴道流液。

4)压迫症状:肌瘤可因部位不同,引起尿频、排尿困难、尿潴留、便秘等症状,造成输尿管扩张甚至肾盂积水。

5)其他:包括腹痛、下腹坠胀、腰酸背痛等。黏膜下肌瘤和引起宫腔变形的肌壁间肌瘤可引起不孕或流产。

(2)体征:子宫肌瘤患者查体可见实质性肿块、结节样突起、异常分泌物等,与肌瘤大小、位置、数目及有无变性有关。

2. 检查指标

(1)全面的妇科检查有助于追踪子宫变化,并可协助制订手术计划。

(2)B 型超声可区分子宫肌瘤与其他盆腔肿块。

(3)MRI 检查可准确判断肌瘤大小、数目和位置,并可区分子宫肌瘤、子宫腺肌病和子宫腺肌瘤。

(4)宫腔镜、腹腔镜、子宫输卵管造影等可用于协助诊断。

三、药物治疗方案和药物选择

子宫肌瘤的药物治疗适用于症状轻、近绝经年龄或全身状况不佳不宜手术者，对于短期内改善症状、纠正贫血、缩小肌瘤有明显效果。子宫肌瘤的治疗药物通常以对抗性激素为目的，常用药物以促性腺激素释放激素激动剂、米非司酮为主，其他治疗药物包括左炔诺孕酮宫内缓释系统、选择性孕激素受体调节剂（如醋酸乌利司他）、口服避孕药、孕激素、达那唑等。

GnRH-a 是治疗子宫肌瘤的最有效的药物，大剂量连续或长期非脉冲式给药可竞争垂体细胞上的 GnRH 受体，使 FSH 和 LH 水平下降，从而降低雌激素至绝经后水平，缓解症状，并抑制肌瘤生长。GnRH-a 的应用指征包括：①缩小肌瘤，提高妊娠机会；②术前用药控制症状、纠正贫血；③缩小肌瘤、降低手术难度，或使经阴道或腹腔镜手术成为可能；④对近绝经妇女，提前过渡到自然绝经，避免手术。通常使用长效制剂，常用药物及方案见表 5-2。首次给药自月经期的第 1~5 日给药，每月 1 次，疗程为 3~6 个月，不推荐长期用药或需联合反向添加治疗（add back）。

表 5-2　子宫肌瘤常用的长效 GnRH-a 治疗方案

药品名称	给药剂量	给药频次	给药途径
亮丙瑞林	1.88~3.75mg	每 4 周 1 次	上臂、腹部或臀部皮下注射
戈舍瑞林	3.6mg	每 4 周 1 次	腹前壁皮下注射
曲普瑞林	3.75mg	每 4 周 1 次	臀部肌内注射

四、监护要点

1. 治疗开始前的药学评估　在开始药物治疗前，药师应询问患者以下问题：

（1）既往有无食物或药物过敏史，尤其是与 GnRH-a 相关的药物过敏史。

（2）是否妊娠或有妊娠意愿，是否为哺乳期。

（3）是否为初次使用该类药物治疗，既往有无应用同类药物或其他药物治疗。

（4）既往有无糖尿病、骨代谢异常病史，有无不明原因的异常阴道出血。

2. 治疗过程中的药学监护

（1）治疗效果评估：通常开始 GnRH-a 治疗后的 2~3 个月，患者应出现子宫缩小、贫血改善、闭经等情况。如用药过程中发现肿瘤增长或临床症状未见任何改善,应停药。

（2）不良反应监护

1）"点火效应"：首次给药初期,由于药物对垂体 - 性腺系统的刺激作用可引起血清雌激素水平一过性升高,导致临床症状一过性加重,该效应通常会在继续用药的过程中消失。

2）低雌激素症状：由于雌激素过少可引起类似于绝经综合征的反应,包括潮热、睡眠障碍、阴道干涩、肌痛和关节痛,以及可能的情绪和认知障碍。

3）长期使用可引起骨质疏松症等副作用。

4）出血症状加重或不明原因的异常出血：应加强对患者的随访,告知需及时就诊。

3. 治疗注意事项和药物相互作用

（1）需明确 GnRH-a 对于非子宫肌瘤的根治疗法,用药初期如患者的下腹痛与腰痛无改善,可加用对症治疗药物。

（2）给药间隔应遵循每 4 周 1 次,以免临床症状一过性加重。

（3）育龄妇女初次给药应除外妊娠状态,并于月经期的第 1~5 日给药,用药期间加用必要的屏障避孕方法。

（4）如超过 6 个月仍须治疗,需采取反向添加疗法,常用药物包括替勃龙、雷洛昔芬、单孕激素及雌、孕激素联合用药等,并随访骨密度。

（5）不同类型的药品其给药途径与剂量有所差异,应避免用药错误发生。

（6）联合使用性激素类药物可导致疗效降低。

4. 患者教育

（1）开始治疗后应每隔 4 周接受 1 次给药,无特殊原因不宜随意中断治疗；用药期间使用非激素避孕如避孕套。

（2）首次给药时可能出现一过性症状加重表现,后续治疗过程中该现象通常消失。如治疗过程中出现异常出血或病情无明显好转,应及时就诊。

（3）由于 GnRH-a 通过引起低雌激素状态发挥治疗作用,用药期间可能出现低雌激素相关症状,如潮热、盗汗、睡眠障碍、关节疼痛等,如症状无法忍受,应及时就诊寻求支持治疗,避免自行加用药物,尤其是含性激素类成分药物。

（4）长期用药可能导致骨质疏松症,日常生活中注意规律运动,饮食中可适当补充钙剂与维生素 D 类药物,并在医师指导下进行反向添加治疗。

第四节 女性性早熟

一、定义及分型

性早熟（precocious puberty）指女童在 8 岁前呈现第二性征。根据发病机制和临床表现，分为中枢性性早熟（central precocious puberty, CPP）和外周性性早熟（peripheral precocious puberty, PPP），以往分别称为特发性性早熟和假性性早熟。在中枢性性早熟中，无器质性病变的称为特发性中枢性性早熟（idiopathic central precocious puberty, ICPP），女孩尤以此居多，占 CPP 的 80%~90% 以上。

中枢性（促性腺激素释放激素依赖性）性早熟具有与正常青春发育类同的下丘脑 - 垂体 - 性腺轴（HPGA）发动、成熟的程序性过程，直至生殖系统成熟；即由下丘脑提前分泌和释放促性腺激素释放激素（GnRH），激活垂体分泌促性腺激素使性腺发育并分泌性激素，从而使内、外生殖器发育和第二性征呈现。

外周性（非促性腺激素释放激素依赖性）性早熟是缘于各种原因引起的体内性甾体激素升高至青春期水平，故只有第二性征早现，不具有完整的性发育程序性过程。

二、药学监护相关症状、体征与检查指标

1. **典型症状、体征** 第二性征提前出现是性早熟的典型症状。CPP 表现为乳房发育、发育过程中呈现身高增长速度突增、阴毛发育，一般在乳房开始发育 2 年后初潮呈现。B 超影像有性腺发育。促性腺激素升高至青春期水平。也可有骨龄提前，但无诊断特异性。

不完全性中枢性性早熟是 CPP 的特殊类型，表现为只有乳房早发育而不呈现其他第二性征，呈非进行性、自限性病程，发育乳房多在数月后自然消退。

PPP 的性征发育不按正常发育程序进展，性腺大小在青春前期水平，促性腺激素在青春前期水平。

2. **检查指标**

（1）基础性激素测定：基础黄体生成素（LH）有筛查意义，如 LH < 0.1IU/L 提示未有中枢性青春发动，LH > 3.0~5.0IU/L 可肯定已有中枢性发动。凭基

础值不能确诊时需进行激发试验。β-HCG 和甲胎蛋白（AFP）是诊断分泌 HCG 的生殖细胞瘤的重要线索；雌激素和睾酮水平有辅助诊断的意义。

（2）促性腺激素释放激素（GnRH）激发试验：以 GnRH 2.5~3.0μg/kg（最大剂量为 100μg）皮下注射或静脉注射，于注射的 0、30、60 和 90 分钟测定血清 LH 和卵泡刺激素（FSH）水平。激发峰值 LH > 3.3~5.0IU/L 是判断真性发育的界点，同时 LH 与 FSH 比值 > 0.6 时可诊断为 CPP。目前认为以激发后 30~60 分钟的单次激发值达到以上标准也可诊断。如激发峰值以 FSH 升高为主，LH 与 FSH 比值低下，结合临床可能是单纯性乳房早发育或 CPP 早期，后者需定期随访，必要时重复检查。

（3）子宫卵巢 B 超：单侧卵巢容积 ≥ 1~3ml，并可见多个直径 ≥ 4mm 的卵泡，可认为卵巢已进入青春发育状态；子宫长度 > 3.4~4cm，可认为已进入青春发育状态，可见子宫内膜影提示雌激素呈有意义的升高。单凭 B 超结果不能作为 CPP 的诊断依据。

（4）骨龄：是预测成年身高的重要依据，但对鉴别中枢性性早熟和外周性性早熟无特异性。

3. 疾病主要诊断依据 根据临床症状和辅助检查确定 CPP 或 PPP 后，对 6 岁以下的发病女孩、性成熟过程迅速或有其他中枢病变的患者应进一步做脑 CT 或 MRI 检查（重点检查鞍区），确诊 CPP；或按需做性腺、肾上腺及其他相关器官的影像学检查，确诊 PPP。如有明确的外源性性甾体激素摄入史者，可酌情免除复杂的检查。

三、药物治疗方案和药物选择

1. 中枢性性早熟的治疗 CPP 的治疗是为了抑制过早或过快的性发育，防止或缓释患儿或家长因性早熟所致的相关社会或心理问题（如早初潮）；改善因骨龄提前而减损的成年身高。但并非所有的 ICPP 都需要治疗。

当出现以下 4 种情况，以改善成年身高为目的时需要进行药物治疗：需女孩的骨龄在 2~11.5 岁；预测成年身高 < 150cm；以骨龄判断的身高 SDS < −2SD（按正常人群参照值或遗传靶身高判断）；发育进程迅速，骨龄增长 / 年龄增长 > 1。

GnRH-a 是主要的治疗选择，它能够有效抑制 LH 分泌，使性腺暂停发育，性激素分泌回至青春前期状态，从而延缓骨骺的增长和融合，尽可能达到延长生长年限、改善最终成年身高的目的。目前国内可供儿童用的 GnRH-a 缓释制剂有曲普瑞林和亮丙瑞林。

（1）曲普瑞林：用于肌内注射，体重＞30kg 的儿童一次 3.75mg，体重为 20~30kg 的儿童一次 2.5mg，体重＜20kg 的儿童一次 1.875mg。起始 3 个剂量，每 14 天 1 次，以后每 4 周 1 次。如果疗效不佳，可增加给药频次，改为每 3 周 1 次。

（2）亮丙瑞林：用于皮下注射，一次 30~180μg/kg，每 4 周 1 次。

治疗剂量需个体化，根据患儿的性腺轴抑制情况（包括性征、性激素水平和骨龄进展）进行适当调整。为达到改善成年身高的目的，疗程至少 2 年，具体疗程需要个体化。一般建议在年龄 11.0 岁或骨龄 12.0 岁时停药，可望达最大成年身高，开始治疗较早者（＜6 岁）成年身高改善较为显著。但骨龄并非绝对的单个最佳依据参数，仍有个体差异。

当性成熟进程缓慢（骨龄进展不超越年龄进展）而对成年身高影响不明显；或骨龄虽提前，但身高生长速度亦快，预测成年身高不受损暂不需治疗的患者均需要定期复查和评估，以调整治疗方案。

单纯性乳房早发育多呈自限性病程，一般不需药物治疗，但需强调定期随访，小部分患儿可能转化为 CPP，尤其在 4 岁以后起病者。

在 GnRH-a 治疗过程中，治疗半年特别是治疗 1 年后患儿出现生长速度下降，部分患儿甚至出现明显的生长减速。小样本资料显示联合应用重组人生长激素（rhGH）可改善生长速率或成年身高，但目前因缺乏大样本长期对照临床研究资料，故不建议常规联用，尤其女孩骨龄＞12 岁、男孩骨龄＞14 岁者。

有中枢器质性病变的 CPP 患者应当按照病变性质行相应的病因治疗。错构瘤是发育异常，无颅内压增高或其他中枢神经系统表现者不需手术，仍按 ICPP 的药物治疗方案治疗。蛛网膜下腔囊肿亦然。

2. 外周性性早熟的治疗　PPP 需按不同的病因分别处理，如各类肿瘤的手术治疗、先天性肾上腺皮质增生症予以皮质醇替代治疗等。

四、监护要点

1. 治疗开始前的药学评估　在药物治疗开始前，药师应询问患者以下问题：

（1）年龄、身高、体重。

（2）是否有家族性遗传病。

（3）是否有乳房、阴毛、外生殖器发育。

（4）近 1 年的身高增长高度。

（5）近 1 年的体重增长重量。

2. 治疗过程中的药学监护

（1）治疗效果评估：药师可以在治疗过程中每 3~6 个月对患者进行随访，追踪治疗效果和用药过程中的不良事件。包括测量身高以及性征发育状况（阴毛进展不代表性腺受抑状况）；首剂 3~6 个月末复查 GnRH 激发试验，LH 峰值在青春前期水平提示剂量合适；其后对女孩需要定期复查基础血清雌二醇（E_2）和子宫、卵巢 B 超，每半年复查骨龄 1 次，结合身高增长情况，预测成年身高改善情况。药师应与治疗团队一起对疗效不佳者的原因进行仔细评估，积极处理，调整治疗方案。

药师应与医师对诊断明确而暂不需要特殊治疗的 CPP 患儿定期监测其生长速率、骨龄等变化，并进行评估，必要时可考虑 GnRH-a 治疗。

（2）治疗有效指标：生长速率正常或下降；乳腺组织回缩或未继续增大；骨龄进展延缓；HPGA 处于受抑制状态。有研究指出，曲普瑞林肌内注射 24 小时后雌二醇水平 < 14pg/ml 可作为 CPP 治疗中的一种可靠及简便的监测卵巢功能抑制状况的指标。

3. 治疗注意事项和药物相互作用

（1）药师与医师对治疗过程中出现的几种情况应注意评估判断，排除其他疾病。包括：

1）在 GnRH-a 治疗过程中出现阴道出血。部分 CPP 患儿第 1 次 GnRH-a 注射后可出现阴道出血，与 GnRH-a 的"点火效应"有关。治疗后期的阴道出血可能与 HPGA 功能抑制不良有关，但同时应重新评估诊断是否正确，注意排除肿瘤等疾病。

2）生长速率显著下降。

3）骨龄进展迅速。

（2）药物不良反应：在药物治疗过程中，药师应关注以下可能出现的不良反应，以便于及时采取措施来避免影响治疗；同时将这些治疗相关性不良反应告知患者或家属，有助于提高患者治疗的依从性。常见不良反应有头痛、恶心、疲劳及注射部位疼痛，但通常短暂且轻微，不影响治疗。长期应用可能引起骨质损失，建议患者保证充足的维生素 D 和钙的补充与摄入。

另外，阴毛出现或进展通常代表肾上腺功能初现，并不一定意味着治疗失败。

4. 患者教育

（1）患者的依从性：在首次给药的初期，GnRH-a 对垂体 - 性腺系统的刺激作用会引起血清中的促性腺激素水平一过性升高，导致临床症状一过性加重。此种加重通常会在持续治疗的过程中消失。没有医师同意，患者不可自行停止使用。

（2）注射部位的选择：亮丙瑞林的注射部位应选择上臂、腹部或臀部的皮下。注射部位应每次变更，不得在同一部位重复注射。不要按摩注射部位。

（3）钙剂和维生素 D 的补充：对于骨矿含量和骨密度低于同龄儿童的性早熟患者应每天补充钙剂 500~600mg、维生素 D 200IU，其余部分可从日常饮食中摄入。

（4）生活方式调整：按时进餐，避免挑食。减少食用高热量、油炸、膨化食品。适当增加体育锻炼。控制和减少电子产品的使用。

案例分析

案例： 患儿，女，5 岁 9 个月，因"乳房发育"就诊。既往病史无特殊。父母身高正常，身体健康，非近亲结婚。否认有相关家族性遗传病史，母亲 12 岁月经来潮。患儿身高 126cm，体重 29kg，BMI 18.3kg/m^2。查体：全身皮肤未见色素沉着，四肢活动自如，双乳 B3 期，双乳核 3cm×3cm，外生殖器 PH2 期，外阴色素沉着。去年 1 年身高增长近 9cm。骨龄 8 岁。门诊检查性激素全套，已达青春期水平。盆腔 B 超排除卵巢囊肿和肿瘤，卵巢容积＞1ml，两侧卵巢均见多个直径＞4cm 的卵泡。MRI 检查示垂体形态略薄，腹部平扫未见异常。GnRH 激发试验结果诊断为中枢性性早熟。

分析： 对于中枢性性早熟，可以首先考虑 GnRH-a 治疗。评估该患儿的临床特点和实验室检查结果，有用药指征。可以选择曲普瑞林 2.5mg 皮下注射，第 14 和第 28 天再分别注射 1 次，而后每 28 天注射 1 次。或用亮丙瑞林，首次 2.5mg（90μg/kg），每月 1 次；3 个月后根据患儿的反应将剂量调整为 60~80μg/kg，每月 1 次。注射部位应每次更换，嘱患者不得按摩注射部位。可以适当补充维生素 D 和钙。

治疗过程中每 3~6 个月测量身高以及性征发育情况；首剂 3~6 个月末复查 GnRH 激发试验，LH 峰值在青春前期水平提示剂量合适，否则应仔细评估原因，调整治疗方案。开始用药或调整剂量 1~2 个月后复查血清雌二醇（E_2）和子宫、卵巢 B 超。每 6~12 个月复查骨龄 1 次，结合身高增长情况，预测成年身高改善情况。通常需要治疗至 11 岁，疗程至少 2 年。药师应叮嘱患儿及其家长不得自行停止治疗。

（编者：孙　慧　盖　迪　庞艳玉　李心蕾

审校：冯　欣）

参 考 文 献

[1] 卫生部合理用药专家委员会. 中国医师药师临床用药指南 [M]. 2 版. 重庆：重庆出版集团重庆出版社，2014.

[2] BEDAIWY M A, ALFARAJ S, YONG P, et al. New developments in the medical treatment of endometriosis[J]. Fertil Steril, 2017, 107（3）: 555-565.

[3] ABOU-SETTA A M, HOUSTON B, AL-INANY H G, et al. Levonorgestrel-releasing intrauterine device（LNG-IUD）for symptomatic endometriosis following surgery[J]. Cochrane Database of Systematic Reviews, 2013, 1. Art. No.: CD005072.

[4] FU J, SONG H, ZHOU M, et al. Progesterone receptor modulators for endometriosis[J]. Cochrane Database of Systematic Reviews, 2017, 7. Art. No.: CD009881.

[5] BROWN J, CRAWFORD T J, DATTA S, et al. Oral contraceptives for pain associated with endometriosis[J]. Cochrane Database of Systematic Reviews, 2018, Issue 5. Art. No.: CD001019.

[6] GUPTA D, HULL M L, FRASER I, et al. Endometrial biomarkers for the non-invasive diagnosis of endometriosis[J]. Cochrane Database of Systematic Reviews, 2016, Issue 4. Art. No.: CD012165.

[7] 中华医学会妇产科学分会绝经学组. 绝经期管理与激素补充治疗临床应用指南（2012 版）[J]. 中华妇产科杂志，2013，48（10）: 795-799.

[8] 曹泽毅. 中华妇产科学 [M]. 3 版. 北京：人民卫生出版社，2014.

[9] 徐兵河，邵志敏，胡夕春，等. 中国早期乳腺癌卵巢功能抑制临床应用专家共识（2016 年版）[J]. 中国癌症杂志，2016，26（8）: 712-720.

[10] 中国乳腺癌内分泌治疗专家共识专家组. 中国乳腺癌内分泌治疗专家共识（2015 年版）[J]. 中国癌症杂志，2015，25（9）: 755-760.

[11] 中华预防医学会妇女保健分会乳腺学组. 中国乳腺癌患者生活方式指南 [J]. 中华外科杂志，2017，55（2）: 81-85.

[12] 中国抗癌协会乳腺癌专业委员会. 中国抗癌协会乳腺癌诊治指南与规范（2017 年版）
　　 [J]. 中国癌症杂志, 2017, 27(9): 695-759.

[13] DAVIES C, PAN H, GODWIN J, et al. Long-term effects of continuing adjuvant tamoxifen
　　 to 10 years versus stopping at 5 years after diagnosis of oestrogen receptor-positive breast
　　 cancer: ATLAS, a randomised trial[J]. Lancet, 2013, 381(9869): 805-816.

[14] GRAY R G, REA D, HANDLEY K, et al. aTTom: long term effects of continuing adjuvant
　　 tamoxifen to 10 years versus stopping at 5 years in 6 953 women with early breast cancer[J]. J
　　 Clin Oncol, 2013, 31(18): 2631-2632.

[15] 谢幸, 孔北华, 段涛. 妇产科学[M]. 9 版. 北京: 人民卫生出版社, 2018.

[16] VILOS G A, ALLAIRE C, LABERGE P Y, et al. The management of uterine leiomyomas[J].
　　 J Obstet Gynaecol Can, 2015, 37(2): 157-178.

[17] 子宫肌瘤的诊治中国专家共识专家组. 子宫肌瘤的诊治中国专家共识 [J]. 中华妇产科
　　 杂志, 2017, 52(12): 793-800.

[18] 中华人民共和国卫生部. 性早熟诊疗指南（试行）[卫办医政发（195）号][J]. 中国儿童
　　 保健杂志, 2011, 19(4): 390-392.

[19] 中华医学会儿科学分会内分泌遗传代谢学组. 中枢性（真性）性早熟诊治指南 [J]. 中
　　 华儿科杂志, 2007, 45(6): 426-427.

[20] BERTELLONI S, BARONCELLI G I. Current pharmacotherapy of central precocious puberty
　　 by GnRH analogs: certainties and uncertainties[J]. Expert Opin Pharmacother, 2013, 4(12):
　　 1627-1639.

[21] FRAGKIADAKI P, TSOUKALAS D, FRAGKIADOULAKI I, et al. Telomerase activity in
　　 pregnancy complications(review)[J]. Mol Med Rep, 2016, 14(1): 16-21.

[22] WILLEMSEN R H, ELLERI D, WILLIAMS R M, et al. Pros and cons of GnRH-a treatment
　　 for early puberty in girls[J]. Nat Rev Endocrinol, 2014, 10(6): 352-363.

[23] HEO J S, MOON H S, KIM M K. A study on dietary habits and lifestyle of girls with
　　 precocious puberty[J]. Pediatr Gastroenterol Hepatol Nutr, 2016, 19(2): 130-138.

第六章 其他情况雌、孕激素及 GnRH 制剂临床应用的药学监护

第一节 促排卵治疗

一、促排卵的临床应用

不孕症是一种生殖障碍性疾病，它不仅影响男女双方的身体健康，也影响家庭关系的和谐。目前关于不孕症的定义不统一，世界卫生组织给出的临床定义为有规律的性生活，且未避孕 12 个月及 12 个月以上未发生临床妊娠。导致不孕症的原因有很多，不孕症可由男方引起，也可由女方引起，其中女方的诱因主要为排卵障碍和盆腔因素。

因不孕而就诊的夫妻中，可发现 18%~25% 有排卵障碍，这些女性中大多数有月经稀发。月经稀发被大致定义为月经发生的间期为 35 天 ~6 个月。这类女性虽然偶尔可能排卵，但自然受孕率低。其中引起排卵障碍的原因目前主要有以下 4 类：低促性腺激素型性腺功能减退症、多囊卵巢综合征、原发性卵巢功能不全及高泌乳素血症。

1. 低促性腺激素型性腺功能减退症 该疾病也称为下丘脑性闭经，患该疾病的女性占不排卵女性的 5%~10%，通常有闭经。这些女性的血清雌二醇浓度较低，血清卵泡刺激素浓度较低或处于正常低限，推测后者为下丘脑分泌 GnRH 减少所致，在这些情况下，AMH 的水平为偏低至正常。HA 的病因包括应激相关性或运动相关性闭经、神经性厌食，以及孤立性 GnRH 缺乏或特发性低促性腺激素型性腺功能减退症，5%~10% 存在垂体功能减退。在考虑进行药物干预前，应尝试逆转促进不排卵的生活方式因素（低体重、过度运动、本质上导致能量不足的任何情况）。

2. 多囊卵巢综合征 临床实践中所接触到的不排卵女性中，多囊卵巢综合征（PCOS）女性所占的比例最高（70%~85% 的病例），血清雌二醇和 FSH 浓

度水平正常，而黄体生成素的浓度可能为正常或升高。诊断 PCOS 的标准被称为"鹿特丹标准"，此标准近期得到美国国立卫生研究院（National Institutes of Health，NIH）2012 年 PCOS 研讨会的确认。对于有 PCOS 的肥胖女性，在考虑使用诱导排卵的药物治疗前，应尝试减轻体重，减轻体重可使许多这类女性恢复自发性排卵。此外，在对 PCOS 女性开始诱导排卵前，应筛查有无糖耐量受损，因为存在相关的妊娠并发症风险。

3. 原发性卵巢功能不全　原发性卵巢功能不全以前被称为卵巢功能早衰，是指在 40 岁以前出现绝经，其在所有女性中的发生率仅为 1%，但占不排卵病例的 5%~10%。在大多数情况下，不明原因的卵泡丢失加速，导致卵泡池被耗竭。已提出旨在改善诱导排卵结局的许多策略，包括使用外源性雌激素、GnRH 激动剂或雄激素的治疗前抑制，但均未成功；唯一有效的方法是使用供体卵母细胞的体外受精（in vitro fertilization，IVF）。

4. 高泌乳素血症性不排卵　高泌乳素血症占不排卵女性的 5%~10%。这些女性不排卵的原因，据推测是高泌乳素血症通过抑制 GnRH 而抑制促性腺激素的分泌。大多数患者出现月经稀发或闭经，而血清促性腺激素浓度通常为正常或降低。是否存在高泌乳素血症，通常都应该通过数次测定血清催乳激素来证实。对于病因不明确的任何高泌乳素血症女性，都应进行头部 MRI 检查。

二、用于促排卵治疗的现状

由于不孕症患者越来越多，使用药物进行促排卵的患者及使用周期也在明显增加。而且随着二孩政策的开放，越来越多的高龄女性借助辅助生殖技术孕育二孩，这也导致促排卵药物的使用随之增加。而促排卵药物的使用，一方面容易导致卵巢过度刺激综合征的发生；另一方面在促排卵过程中会使得患者体内产生大量雌/孕激素，增加患者患乳腺癌和子宫内膜癌的潜在风险，所以对于促排卵药物的使用应加强监护，减少其不良反应的发生风险，保证在临床的合理使用。

三、促排卵激素替代及 GnRH 降调给药方案

1. 激素替代给药方案　进行冷冻胚胎移植的患者，移植前需考虑患者的子宫内膜容受性，监测子宫内膜厚度。如果 LH 峰当天内膜厚度 < 6mm，考虑使用激素替代周期进行胚胎移植。激素替代方案可以分为 2 种类型：递增方案和恒定方案。

（1）递增方案：从患者月经来潮的第 3 天开始口服戊酸雌二醇 1mg，每天 2 次；连续用药 4~6 天后改为 2mg，给药频次不变；4 天后改为 3mg，给药频次改为每天 3 次。在雌激素给药过程中监测内膜厚度，当内膜厚度达到 8mm 或 8mm 以上时加用黄体酮进行内膜转化，并于使用黄体酮的第 4~5 天进行胚胎移植。

（2）恒定方案：月经来潮的第 3 天开始每天口服戊酸雌二醇 2~8mg，并于月经周期的第 12 天开始监测内膜厚度，当内膜厚度达到 8mm 或 8mm 以上时加用黄体酮，并于使用黄体酮的第 4~5 天时行胚胎移植。

2. GnRH 降调方案　为了更好地掌控药物促排卵过程中卵泡发育的均衡性，可在使用 Gn 促排之前使用 GnRH-a 对机体进行降调节，其目的是为了消耗内源性 LH、FSH，完全靠外源性 Gn 控制卵泡发育。其作用机制为 GnRH-a 与 GnRH 受体结合形成激素 - 受体复合物，刺激垂体 Gn 急剧释放（flare up）。在首次给药的 12 小时内，血清 FSH 浓度上升 5 倍、LH 上升 10 倍、E_2 上升 4 倍。若 GnRH-a 持续使用，则垂体细胞表面可结合的 GnRH 受体减少，对进一步的 GnRH-a 刺激不敏感，即所谓的降调节作用，使 FSH、LH 分泌处于低水平，卵泡发育停滞，性激素水平下降，用药 7~14 天达到药物性垂体 - 卵巢去势。

GnRH-a 依据其制剂特点可以分为短效制剂和长效制剂。对于年轻、卵巢功能好的患者在使用长方案进行促排卵时，通常在使用 Gn 促排之前的前 2~3 周前使用短效制剂进行降调，其用药开始时机为月经周期的第 1 天或黄体中期，药物使用剂量可以使用短效制剂的全量、半量或 1/3 量。而对于合并有子宫内膜异位症、子宫腺肌病的患者，因其内膜分泌的一些因子影响子宫内膜的容受性，为了加强降调作用，通常采用 GnRH-a 长效制剂进行降调节，一般选择在月经第 2 天注射长效制剂。长效制剂的优点是一次注射即能达到降调效果，避免短效制剂的多次注射；缺点是垂体可能过度抑制，增加 Gn 的使用剂量和天数。为了降低长效制剂对垂体的抑制程度，近年来在长方案中，长效 GnRH-a 的剂量逐步被减为半量、1/3 量和 1/4 量，甚至 1/10 量。无论是长效制剂还是短效制剂，其降调的标准是一致的，即 LH < 5IU/L、E_2 < 50ng/L、内膜 < 4~5mm、无功能性囊肿。

四、促排卵的常见给药方案

临床常用的促排卵可以分为诱导排卵（ovulation induction，OI）和控制性卵巢刺激（controlled ovulation stimulation，COS）。OI 指对无排卵妇女进行卵巢刺激，形成正常的排卵周期（模仿生理性的一个优势卵泡的选择和排卵来恢复正常的生理功能）；COS 旨在诱导多个优势卵泡发育，即多个卵母细胞成熟，以增加妊娠概率。

（一）OI 的常用方案

1. 氯米芬方案　自月经周期第 2~6 日开始，推荐起始剂量为 50mg/d，连用 5 日；如卵巢无反应，第二周期逐渐增加剂量（递增剂量为 50mg/d），最大剂量为 150mg/d。其他用法：单用 CC 诱发排卵失败时，建议根据患者情况应用 CC 合并外源性 Gn 或合并二甲双胍或合并低剂量的糖皮质激素来诱发 PCOS 患者排卵。

2. 来曲唑方案　自月经第 2~6 日开始使用，推荐起始剂量为 2.5mg/d，连用 5 日；如卵巢无反应，第二周期逐渐增加剂量（递增剂量为 2.5mg/d），最大剂量为 7.5mg/d；其他用法：还可合并 Gn，增加卵巢对 Gn 的敏感性，降低 Gn 的用量。

3. Gn 方案　包括 uhMG、rFSH、rLH、HCG 等。自月经周期第 2~6 日开始，推荐 uhMG 或 FSH 的起始剂量不超过 75IU/d，隔日或每日肌内注射；应用 7~14 日卵巢无反应，逐渐增加剂量（递增剂量为原剂量的 50% 或 100%），如有优势卵泡发育，保持该剂量不变，如应用 7 日仍无优势卵泡，继续递增剂量，最大应用剂量为 225IU/d。其他用法：Gn 可合并 LE 或 CC 使用，增加卵巢对 Gn 的敏感性，降低 Gn 的用量。

（二）COS 的常用方案

1. GnRH-a 长方案　是目前 COS 中使用最普遍的方案。具体为从月经周期的第 1 日或黄体期中期开始使用 GnRH-a，14~21 日后垂体达到降调节时，再开始用外源性 Gn 促排卵，并维持 GnRH-a 的使用直至 HCG 注射日。长方案主要适用于年轻、卵巢功能比较好的患者。该方案的优点是抑制早发 LH 峰的发生，减少取消周期数，卵泡同步性好，获卵数目多，临床妊娠率稳定，并可通过调整启动时间而避免周末休息日取卵；缺点是垂体降调节后的低雌激素水平导致发生围绝经期改变，以及黄体功能不足、OHSS 的发生率增加，Gn 的用量、时间和费用均增加，治疗时间长。激动剂的激发作用还可能会产生黄体囊肿。

2. GnRH-a 短方案　一般于月经第 2 日开始使用短效 GnRH-a 直至注射 HCG 日，第 3 日开始用 Gn 促排卵。该方案是利用 GnRH-a 的激发作用，由于 GnRH-a 的激发作用持续几天，短方案中 Gn 促排卵的第 4~5 日监测时 LH 水平仍可能高于基础值。判断是否出现早发 LH 峰时应慎重，需结合黄体酮水平进行分析。由于该方案是利用 GnRH-a 的"点火效应",卵巢刺激作用强,且之前无降调过程,卵泡发育的同步性相较长方案差,主要用于卵巢反应不良的患者。

3. GnRH-a 超长方案　GnRH-a 超长方案是月经第 2 日注射长效 GnRH-a 全量或半量,28 日后注射第 2 次全量或半量,14 日后根据 FSH、LH 和 E_2 水平及卵泡直径、数量启动 Gn 促排卵;或者在首次注射长效 GnRH-a 全量或半量 28 日后,使用短效 GnRH-a 的同时启动 Gn 促排卵。由于该方案的降调作用强,一般适用于子宫内膜异位症、子宫腺肌病或反复着床失败的患者。

4. GnRH-ant 方案(拮抗剂方案)　该方案是在卵泡中、晚期采用 GnRH 拮抗剂抑制提前出现的内源性 LH 峰的 COS 方案,具有使用方便、促排卵时间短、促排卵用药少且无"点火效应"、不会产生囊肿、保留垂体反应性、显著降低 OHSS 发生率等优点。GnRH-ant 的用药方式一般有 2 种,一种是固定给药方案,即在给予 Gn 超促排卵后的第 5~7 日加用拮抗剂;另一种是灵活给药方案,即根据卵泡大小和 LH 水平加用拮抗剂,一般选择当主导卵泡的直径达 14mm 或者 LH ≥ 10IU/L 时加用。GnRH-ant 方案可用于卵巢高反应、低反应及正常反应的患者。

五、监护要点

1. 治疗开始前的药学评估　在药物治疗开始前应了解患者的以下情况:
(1)是否有药物、食物及其他物质过敏史。
(2)是否正在使用其他药物、中草药或其他保健品。
(3)既往病史及家族病史,评估患者用药的危险因素。
(4)既往促排卵用药史,评估患者的卵巢反应性。
(5)是否有药物使用的禁忌疾病史,如下丘脑或垂体肿瘤,非 PCOS 导致的异常卵巢增大或囊肿,不明原因的阴道出血,卵巢、子宫或乳腺的恶性肿瘤等。
(6)是否有不宜进行妊娠的禁忌病史。
(7)基础激素水平,基础窦卵泡数目、子宫内膜厚度及类型。
2. 治疗过程中的药学监护　在促排卵药物使用的过程中,药师进行的药学监护主要有 3 点:一是不同方案中各种药物使用的时机,二是促排卵药物使用后疗效的监测与评估,三是对药物不良反应的监护。
(1)药物使用时机:前面已经讲到促排卵方案有很多种,不同方案使用的促排卵药物品种有相同也有不同，即使是同一种药物，其用药时机也不尽相同，所以药师应对患者所使用的促排卵方案熟悉。

（2）疗效评估：药物使用中持续监测患者的卵泡数目与直径变化，监测血激素水平变化、内膜厚度及类型。

（3）不良反应监测：促排卵药物使用过程中最常见的不良反应是注射部位的局部反应与卵巢过度刺激综合征，应在促排卵药物使用期间询问患者有关的症状及体征。

3. 患者教育

（1）用药目的：在各种促排卵方案所使用的药物中，药物使用的目的主要有以下几个方面，即①抑制垂体 - 卵巢功能，进行降调，为外源性 Gn 的使用做好准备，如醋酸曲普瑞林注射；②促进多个卵泡同时生长发育为成熟卵泡，如尿促性素、注射用高纯度尿促性素；③抑制卵泡过快增长，防止提前排卵，如醋酸西曲瑞克；④刺激卵泡生长后触发最终的卵泡成熟和黄体化，如重组人绒促性素注射液。

（2）用药方法：促排卵药物的给药剂量和卵泡生长速度相关，需严格遵医嘱用量给药，不可随意更改。对于一日 1 次给药的药物，应嘱咐患者在固定的时间点给药，不自行延长或缩短给药时间。如错过用药时间或遗漏给药，应及时咨询专业人员，指导接下来的给药方案。促排卵药物中，注射剂的给药方法一般有 2 种，即①皮下注射，如重组人卵泡刺激素、醋酸曲普瑞林注射液、重组人绒促性素注射液等；②肌内注射，如尿促性素、绒促性素。还有一些特殊的药物既可以皮下注射给药，也可以肌内注射给药，如注射用高纯度尿促性素。

（3）药物储存：促排卵过程中用到的一些药物需要特殊存放，如未开启的重组人卵泡刺激素、醋酸曲普瑞林注射液、重组人绒促性素注射液、绒促性素等需在 2~8℃避光保存，而开启的重组人卵泡刺激素、醋酸曲普瑞林注射液、重组人绒促性素注射液需在常温存放。

（4）不良反应：促排卵药物最常见的不良反应就是注射部位的局部反应及卵巢过度刺激综合征。患者用药期间，应关注患者注射部位是否有疼痛、发红、瘀斑、肿胀及瘙痒。促排卵药物使用前应就卵巢过度刺激综合征的相关临床表现告知患者，如头痛、腹痛、腹胀、呼吸困难、少尿、低血压等，如出现上述症状且情况严重的应及时来院就诊，检查是否发生腹水、胸腔积液及卵巢增大，以判断 OHSS 的发生及严重程度。

第二节　取卵术后黄体支持

一、黄体支持的临床应用

1. 黄体功能不全　早在 1972 年,Csapo 等的研究就证明妊娠早期黄体激素功能的重要性以及外源性替代黄体激素对于妊娠的支持作用。黄体激素对妊娠的积极作用主要体现在诱导子宫内膜向分泌期转变,增加内膜容受性以利于受精卵着床,以及作用于子宫局部,经一氧化氮等因子促使血管及平滑肌舒张而抑制宫缩。

黄体功能不全指排卵后黄体发育不良,分泌黄体酮不足或黄体过早退化,致使子宫内膜分泌反应性降低,临床以内膜发育与胚胎发育不同步为主要特征,与不孕或流产密切相关。其病因至今尚不完全清楚,对于黄体功能不全的临床诊断目前尚无统一、准确的标准。临床比较常用的判定方法有基础体温测定、子宫内膜活检以及黄体中期黄体酮水平测定。

体外受精胚胎移植术(IVF-ET)的黄体期与自然周期大不相同。IVF 周期中黄体功能不全,其原因可能为:①超排卵诱发多个卵泡发育,使黄体早期分泌超生理剂量的雌、孕激素,通过负反馈抑制垂体 LH 分泌,黄体过早溶解;②长方案控制性促排卵中应用促性腺激素释放激素激动剂抑制内源性 LH 峰,导致内源性 LH 不足,黄体期黄体酮水平低下;③大剂量外源性 HCG 扳机可能通过负反馈降低黄体期的 LH 浓度,导致黄体功能不全;④取卵时大量颗粒细胞丢失导致黄体期产生激素的细胞减少。黄体期内源性 LH 缺乏,雌、孕激素水平明显低于自然周期,导致植入率和妊娠率降低及流产率增加。

在自然月经周期,育龄妇女黄体功能不全的发病率为 3%~10%;在超促排卵周期,由于多个黄体同时发育,合成并分泌超生理量的雌、孕激素,负反馈抑制下丘脑 - 垂体轴,抑制 LH 分泌,从而引起黄体功能不全,其发生率几乎为 100%。

2. 临床使用的黄体支持药物

(1)黄体酮类:肌内注射用黄体酮价格低廉、疗效确切,但不良反应较多;阴道用黄体酮的疗效与肌内注射用黄体酮相当,但价格昂贵;口服黄体酮不能充分支持子宫内膜发育,不推荐使用;口服地屈孕酮的效果比口服黄体酮好,但目前尚缺乏地屈孕酮在 ART 黄体支持中单独应用的有效性的循证医学证据。

(2)HCG:HCG 的临床有效性与黄体酮无差异,但增加卵巢过度刺激综合征（OHSS）的发生率，不再推荐作为 ART 促排卵周期中黄体支持的常规药物。

（3）雌激素：雌激素在黄体支持中的作用存在争议，对于高龄患者有血栓形成风险，大剂量使用有肝功能异常的报道。

（4）GnRH-a：GnRH-a 用于黄体支持不增加 OHSS 的发生风险，作用于下丘脑垂体分泌 LH 进而促进雌、孕激素的合成，更接近自然周期；但长效长方案降调节等垂体功能抑制的患者不适用。

二、取卵术后黄体支持使用孕激素的时机

对于用药起止时间，目前黄体酮作为黄体支持开始的时间从取卵前至 ET 后 4 天不等。在 IVF 周期中，ET 时高频率的子宫收缩可能影响胚胎定位、干扰着床、降低妊娠率。从赠卵中得出的经验为 ET 前就使用黄体酮准备内膜，在移植时保持高浓度的血清黄体酮水平对移植有好处，故建议在 ET 前开始使用黄体酮行黄体支持。目前推荐取卵后即开始黄体支持，最晚不超过移植日。

建议移植后 12~14 天如 HCG 化验显示妊娠，继续应用黄体支持至 ET 后 4~6 周行早孕期超声检查，确定宫内妊娠后可考虑逐步减量至妊娠 10~12 周停止黄体支持。目前的研究未观察到以上所述方案增加子代畸形的发生率。

三、取卵术后黄体支持使用孕激素的剂型选择

孕激素分为肌内注射、局部应用（阴道用药）、口服等剂型。

1. 黄体酮注射液可以达到较高的血药浓度，价格便宜，应用最为普遍。油剂型黄体酮肌内注射后迅速吸收，无肝脏首关效应，生物利用度高，肌内注射后血中的黄体酮浓度明显增高，血药浓度 6~8 小时达峰值，以后逐渐下降，可持续 48 小时，72 小时消失。通常剂量为 20~100mg/d。优点为疗效确切，价格低廉，属人类辅助生殖技术（ART）黄体支持传统用药；缺点为不良反应多，会导致过敏反应，每日注射不方便，注射部位疼痛和刺激性，易形成局部硬结，偶有发生局部无菌脓肿的情况，吸收恢复需较长时间。

2. 阴道给予黄体酮与肌内注射黄体酮进行黄体支持的比较显示，临床妊娠率和流产率均未见统计学差异，但由于阴道给药的子宫内膜首关效应，故阴道给黄体酮对子宫内膜的优化作用更佳。在 ART 黄体支持中，黄体酮经阴道途径给予是目前唯一可替代肌内注射黄体酮的制剂。剂型主要有黄体酮缓释凝胶和微粒化黄体酮胶囊，经阴道途径给予黄体酮后，阴道上皮细胞迅速吸收并扩散至宫颈、宫体，并完成从子宫内膜向肌层的扩散，即"子宫首关效

应"。阴道用黄体酮主要在子宫局部发挥作用,靶向子宫首关效应,子宫局部的黄体酮浓度高,经阴道途径给予黄体酮后 1 小时子宫内膜和肌层开始出现黄体酮,4~5 小时后黄体酮广泛分布于子宫内膜和肌层,并达到稳定的浓度。黄体酮经阴道途径给予后 2~6 小时血药浓度达峰,血中的黄体酮浓度显著低于肌内注射黄体酮。

　　经阴道途径给予黄体酮,由于靶向作用于子宫,子宫局部的黄体酮浓度高,可减少全身不良反应。推荐剂量为黄体酮缓释凝胶 90mg/d q.d.;微粒化黄体酮胶囊 300~800mg/d,分 3 或 4 次给予。与肌内注射黄体酮比较,疗效相同,使用方便,无痛苦,不良反应少,在一些国家已成为 ART 黄体支持的首选治疗方式。经阴道途径给予黄体酮较肌内注射黄体酮在黄体期阴道出血的发生率高,但不影响 IVF 的妊娠结局。补充雌激素可减少阴道出血的发生率,但不改变妊娠结局。

　　3. 口服剂型包括微粒化黄体酮胶囊和地屈孕酮,均存在肝脏首关效应。

　　(1)微粒化黄体酮胶囊:微粒化黄体酮胶囊口服后,由于肝脏首关效应,有效成分大部分经肝脏代谢分解,生物利用度低,仅有 10% 产生孕激素活性。口服后血中的黄体酮浓度显著低于肌内注射黄体酮,而且不稳定,口服后 1~3 小时血药浓度达峰,以后逐渐下降,血药浓度不稳定,半衰期为 16~18 小时,约 72 小时完全消失。推荐剂量为 200~300mg/d,分 1 或 2 次服用,一次口服剂量不得超过 200mg。由于其生物利用度低,需要较大剂量,副作用大,经肝脏代谢分解后产生的代谢产物多,其中 5α、5β 代谢产物可与神经递质 γ-氨基丁酸(GABA$_A$)受体作用,增强 GABA$_A$ 的活性,产生明显的头晕、嗜睡等中枢神经系统症状;还会改变泌乳素和 GnRH 的分泌,以及引起肝功能损害等不良反应。目前研究显示,口服微粒化黄体酮胶囊不能充分支持子宫内膜发育,在 ART 黄体支持中的有效性低于黄体酮肌内注射和阴道给药,同时副作用较黄体酮肌内注射和阴道给药增加。因此,口服微粒化黄体酮胶囊在 IVF 中不推荐作为常规的黄体支持药物。

　　(2)地屈孕酮:地屈孕酮并非真正的天然孕激素,它属逆转黄体酮,在碳原子 6 和 7 之间多了 1 个双键,9、10 位碳原子上的氢原子和甲基与天然孕激素反向,使地屈孕酮分子拥有弯曲的立体结构,称为"逆转"结构。该"逆转"结构使它对孕激素受体具有高度选择性,全部作用均由黄体酮受体介导,与其他受体的结合少,不良反应少。口服易吸收,口服后 0.5~2.5 小时达血药浓度峰值,服药 3 天后血药浓度达稳态,5~20mg/d 的剂量范围内药动学呈线性关系，平均生物利用度为 28%，高于微粒化黄体酮胶囊 10~20 倍，有效剂量为 10~20mg/d，肝脏负荷小，主要代谢产物经尿排出，半衰期为 5~7 小时。口服地屈孕酮后不改变原血清黄体酮水平，与阴道用黄体酮相比，更方便，耐受性更好；与口服微粒化黄体酮相比，低剂量生效，生物利用度高，代谢产物仍具孕激素活性，副作用小，患者的依从性好等。但目前尚缺乏地屈孕酮在 ART 黄体支持中单独应用的有效性的循证医学证据。

四、给 药 方 案

1. 黄体酮注射液的剂量为 40~100mg/d 不等；常见剂量为 60mg/d，每日 1 次。使用疗程：移植后 12~14 天进行血 HCG 化验，β-HCG 阳性即为生化妊娠，继续应用黄体支持至 ET 后 4~6 周行早孕期超声检查，确定宫内妊娠后可考虑逐步减量至妊娠 10~12 周停止黄体支持。

2. 阴道黄体酮胶囊每日需应用 3 次；黄体酮缓释凝胶是微粒化黄体酮颗粒包裹于交联聚合体（聚卡波非）中，聚卡波非通过氢键结合在阴道上皮细胞表面，缓慢释放给药，每日只需用药 1 次（90mg）。使用疗程：移植后 12~14 天进行血 HCG 化验，β-HCG 阳性为生化妊娠，继续应用黄体支持至 ET 后 4~6 周行早孕期超声检查，确定宫内妊娠后可考虑逐步减量至妊娠 10~12 周停止黄体支持。

3. 联合给药，如口服地屈孕酮片联合黄体酮注射液、口服地屈孕酮片联合黄体酮阴道缓释凝胶等。使用疗程：移植后 12~14 天进行血 HCG 化验，β-HCG 阳性为生化妊娠，继续应用黄体支持至 ET 后 4~6 周行早孕期超声检查，确定宫内妊娠后可考虑逐步减量至妊娠 10~12 周停止黄体支持。

五、监 护 要 点

1. 治疗开始前的药学评估　对患者进行治疗前，需明确该患者是否需要进行黄体支持。

（1）黄体功能不全的诊断标准：尚无统一的诊断标准，目前认为排卵后的第 5、第 7 和第 9 日的同一时间测定黄体酮水平，其平均值 < 15μg/L 为黄体功能不全。临床应用中，需结合各种方法的适用特点，综合评价黄体功能。发生率为自然月经周期 3%~10%，超促排卵周期 100%。

（2）黄体支持与孕激素补充的适应证

1）应用超促排卵方案行体外受精 / 卵胞质内单精子注射 - 胚胎移植（IVF/ICSI-ET）等助孕治疗，ET 后存在一定程度的内源性黄体功能不足。

2）自然周期排卵后实施冻融胚胎移植（FET）时，部分妇女存在自身黄体功能不全的可能性。

3）促排卵周期实施 FET 时，存在潜在的内源性黄体功能不足。

4）雌、孕激素药物替代周期（人工周期）FET，完全使用外源性雌、孕激素药物替代黄体功能。

5）既往有复发性流产病史。

6）先兆流产。

（3）黄体支持与孕激素补充的禁忌证

1）存在或怀疑发生动、静脉血栓，有静脉炎、脑卒中等既往病史的患者慎用。

2）乳腺恶性肿瘤或生殖器激素依赖性肿瘤、有明确的孕激素禁忌证患者。

3）对孕激素过敏者。

2. 治疗过程中的药学监护

（1）有效性：所有黄体支持方案认为给予的药物剂量已足够，且不是所有黄体支持都会表现为血清黄体酮水平升高，因此临床只推荐检测血清 HCG 水平以判断妊娠绒毛活性、超声检查监测胚胎发育情况，不需要监测血清黄体酮水平及其变化。

（2）安全性

1）黄体酮注射液的不良反应：恶心、头晕及头痛、乳房肿胀、肝功能异常、水肿、体重增加、过敏、局部硬结、无菌性脓肿、坐骨神经损伤。

2）黄体酮阴道缓释凝胶的不良反应：全身症状，如腹痛、会阴部疼痛；中枢与周围神经系统，如头痛；消化系统，如便秘、腹泻、恶心、呕吐；肌肉骨骼系统，如关节疼痛；精神症状，如抑郁、性欲减退、紧张、嗜睡；女性生殖系统，如乳房增大、性交困难；泌尿系统，如夜尿症等。

3）地屈孕酮片的不良反应：代谢内分泌系统，如乳房敏感、乳房疼痛、乳房肿胀、体重增加；泌尿生殖系统，如月经紊乱；免疫系统，如过敏反应；神经系统，如头痛、偏头痛、眩晕、嗜睡；精神症状，如抑郁；肝脏，如肝功能损害；胃肠道，如恶心、呕吐；血液系统，如溶血性贫血；皮肤，如过敏性皮炎、血管神经性水肿；其他，如水肿、孕激素相关肿瘤增大。

3. 治疗注意事项和药物相互作用

（1）细胞色素 P450（CYP）抑制剂：合用可能升高本药的血药浓度。

（2）CYP 诱导剂（如苯巴比妥、苯妥英钠、利福平）：合用可减弱本药的疗效。

4. 不良反应监测　在黄体支持中,黄体酮注射液为超说明书用药,使用剂量不符合说明书要求,并且对于 IVF-ET 患者是长期大剂量肌内注射,在使用过程中应严密观察,一旦出现不良反应事件应积极上报。地屈孕酮片的口服剂量如果超过 20mg/d,也应严密观察,一旦出现不良反应事件应积极上报。

5. 患者教育

(1)出现血栓性静脉炎、脑血管疾病、肺栓塞和视网膜血栓形成等血栓性疾病的临床症状应立即停药。

(2)出现突发性部分视力丧失或突发性失明、复视、偏头痛应立即停药。

(3)出现突破性出血和不规律阴道出血应考虑非功能性原因。如为不明原因的阴道出血,应立即治疗。

(4)出现严重抑郁症复发应立即停药。

第三节　体外受精胚胎移植术

一、体外受精胚胎移植术的临床应用

体外受精胚胎移植术(in vitro fertilization and embryo transfer, IVF-ET)是将患者夫妇的卵子与精子取出体外,在体外培养的条件下受精,并发育成胚胎,再将发育到卵裂期或囊胚期阶段的胚胎移植到患者的子宫腔内,使其着床发育成胎儿的全过程,俗称试管婴儿技术。

IVF-ET 适用于:①女方因各种因素导致的配子运输障碍,主要包括各种原因导致的输卵管功能或结构异常,如双侧输卵管阻塞、输卵管缺如、严重盆腔粘连等;②排卵障碍患者经规范的常规治疗,如反复诱发排卵或控制性卵巢刺激,或者结合宫腔内人工授精技术反复治疗后仍未获得妊娠的患者;③子宫内膜异位症导致的不孕,特别是中至重度的子宫内膜异位症性不孕,当常规的手术和/或药物治疗,或反复采用其他更简单的助孕治疗失败的患者;④男方严重少、弱、畸形精子症的男性不育,经反复宫腔内人工授精技术治疗仍未获得妊娠,或不具备实施宫腔内人工授精条件的患者;⑤不明原因的不孕经其他辅助生殖技术如宫腔内人工授精,或结合使用控制性卵巢刺激后仍未能获得妊娠者;⑥免疫性不孕的患者经过有针对性的处理,特别是反复经宫腔内人工授精治疗后仍未获得妊娠者。

IVF-ET 的禁忌证:①任何一方患有严重的精神疾患、泌尿生殖系统急性感染、性传播疾病；②患有《中华人民共和国母婴保健法》规定的不宜生育的、目前无法进行胚胎植入前遗传学诊断的遗传性疾病；③任何一方具有吸毒等严重不良嗜好；④任何一方接触致畸量的射线、毒物、药品并处于作用期；⑤女方的子宫不具备妊娠功能或有严重的躯体疾病而不能承受妊娠。

IVF-ET 的主要步骤为药物刺激卵巢，监测卵泡至发育成熟，经阴道超声介导下取卵，将卵母细胞和精子在模拟输卵管环境的培养液中受精，受精卵在体外培养 2~5 日，形成卵裂期或囊胚期胚胎，继而进行子宫腔内胚胎移植，并同时使用黄体酮进行黄体支持。胚胎移植 2 周后测血或尿 HCG 水平确定妊娠，移植 4~5 周后阴道超声检查确定宫内临床妊娠。具体步骤见图 6-1。

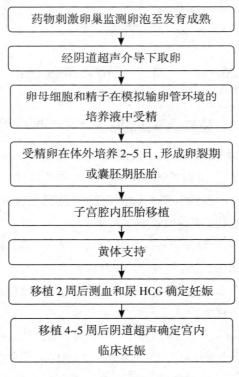

图 6-1　IVF-ET 的主要步骤

二、体外受精胚胎移植术使用雌、孕激素的时机

（一）控制性卵巢刺激

控制性卵巢刺激（controlled ovarian stimulation, COS）是指以药物的手段在可控制的范围内诱发超生理状态的多个卵泡发育和成熟，治疗的对象可能本

身有正常的排卵功能。随着辅助生殖技术的进步,彻底扭转了既往追求卵母细胞数目的观念,现普遍认为适量的卵母细胞数目可以获得更好的治疗效果。因适度的 COS 改变患者的生理程度更低,更有利于改善临床治疗结局;降低卵巢过度刺激综合征的发生率,显著提高技术体系的安全性。

1. 垂体的降调节——促性腺激素释放激素类似物的使用 早期的超排卵实践发现,许多超排卵患者会出现早发的内源性 LH 峰。这种 LH 峰可导致 IVF 周期取消率达 20%~25%,而且早发 LH 峰还对 IVF 周期结局有明显的不良影响。因此,在 COS 周期中防止早发 LH 峰的出现是治疗中的重要组成部分,使用的药物为促性腺激素释放激素类似物,包括 GnRH 激动剂(GnRH-a)和 GnRH 拮抗剂(GnRH-ant)。

GnRH-a 对 GnRH 受体有高度的亲和力,使用后产生 2 种效应,一是结合早期形成具有生物活性的激素 - 受体复合物,刺激垂体 Gn 急剧释放;二是由于此复合体能产生对抗蛋白酶的降解作用,从而延长半衰期。如果持续应用 GnRH-a 或使用长效制剂,垂体细胞表面的 GnRH 受体被下调,对 GnRH 的刺激不再敏感,即发生降调节作用,内源性 LH 和 FSH 的分泌被抑制,水平明显下降,甚至处于绝经期水平,这种垂体脱敏状态会随 GnRH-a 作用的消失而恢复。根据不同的方案如长方案、短方案、超长方案和超短方案,用药的时机不同,详见本章第一和第二节。

GnRH 拮抗剂可竞争性地结合 GnRH 受体,从而阻断 GnRH 对垂体的作用,应用于 COS 可有效阻止早发 LH 峰的出现。与 GnRH-a 相比,GnRH-ant 引起的继续妊娠率略低,但卵巢过度刺激综合征的发生率显著下降。拮抗剂的给药方案分固定方案和灵活方案,固定方案从 Gn 启动后 6 天使用 GnRH-ant;灵活方案根据卵泡的生长发育情况给药,通常当最大卵泡的直径达 14mm 时开始使用 GnRH-ant。

2. 促进多个卵泡发育和成熟——促性腺激素的使用 使用促性腺激素促进多个卵泡发育和成熟,以获得更多的卵子,提高辅助生殖技术的成功率。

人绝经促性腺素(human menopausal gonadotropin, HMG)由绝经期妇女的尿液中提取,通常每支 HMG 含 FSH 和 LH 各 75U。FSH 可激活颗粒细胞内芳香酶的活性,促使雄激素转化为雌激素,增加雌激素的水平和促进子宫内膜增殖。LH 协同 FSH 在激素生成中发挥作用,主要刺激卵泡膜细胞产生雄激素作为芳香酶的底物,并促进卵泡和卵母细胞的最后成熟、触发排卵、促进黄体的形成和维持黄体的功能。文献报道对高龄或反应不良女性的 COS 添加 LH

可改善卵巢的反应性,但也有报道显示添加 LH 与否对临床结局并无明显影响,故是否应在 COS 时常规添加 LH 及何时添加仍有待于进一步的研究分析。

3. 刺激排卵和黄体生成——HCG 的使用　HCG 的结构与 LH 相似,生物学功能与 LH 接近,可模仿 LH 峰刺激排卵,形成黄体后促进黄体功能,主要用于刺激排卵和黄体支持。

HCG 可诱发成熟卵泡中的卵母细胞最后成熟。正确掌握 HCG 的使用时机是获得理想的诱发排卵或控制性卵巢刺激治疗效果的一个重要环节。过早使用 HCG,卵泡颗粒细胞上的 LH 受体不够丰富,不能对 HCG 作出恰当的反应;过迟使用 HCG,卵子可能已过了最适当的受精时机。一般情况下,决定 HCG 使用的时机主要参考卵泡直径的大小和外周血中的雌激素水平以及卵泡的数量。在为胚胎移植技术做准备的控制性卵巢刺激周期,当 2~3 个主导卵泡的直径达到 18mm、平均每成熟卵泡 E_2 水平为 200~300ng/L 时,注射 HCG 5 000~10 000IU 或 rHCG250μg,36~38 小时后取卵;通常 Gn 的促排卵时间为 9~13 天。

（二）卵母细胞的收集

在注射 HCG 36~38 小时后通过取卵手术收集卵母细胞,以阴道超声显像引导下的卵泡穿刺术最为常用。自然周期体外受精胚胎移植术的取卵手术操作与常规一样,但在取卵的时机、方式及监测方面稍有不同。在月经周期的第 10 或第 11 天阴道超声监测卵泡生长情况,当卵泡的直径达到 14mm 左右时,每天测尿 LH 峰,必要时查血清 LH,在尿 LH 阳性、弱阳性或卵泡直径约达 18mm 时,肌内注射 HCG 5 000~10 000U,24~36 小时后经阴道超声引导下取卵。受精、移植同常规 IVF。

（三）胚胎移植

胚胎移植分为冷冻胚胎移植与新鲜胚胎移植,两者在手术操作上是相似的,关键是选择内膜容受性的最佳时机进行胚胎移植。

1. 新鲜胚胎移植　根据各实验室的胚胎体外培养系统决定胚胎移植的时间,多在受精后的第 2~3 天进行卵裂期胚胎移植,也可在受精后的第 5 天进行囊胚移植。35 周岁以下第一周期移植的胚胎数不超过 2 个,其他情况下移植的胚胎数不超过 3 个。目前大多数采用经腹 B 超引导下的胚胎移植。

2. 冷冻胚胎移植　适用于因各种原因不宜新鲜周期移植者,降低周期取消率及 OHSS 发生率。

（1）自然周期:既往月经周期规律者,考虑行自然周期冷冻胚胎移植,于月经第 10 天进行 B 超监测卵泡及内膜,当卵泡直径＞ 14mm 时注意监测 LH,

同时监测血清雌二醇、黄体酮水平。当血 LH > 20U/L 时,可认为出现血 LH 峰。以血 LH 峰出现当天为 0 天,选择胚胎移植的时间,如新鲜胚胎在受精后第 3 天冷冻,则解冻胚胎在血 LH 峰第 4~5 天进行胚胎移植。B 超监测过程中如发现子宫内膜过薄,例如 LH 峰当天内膜厚度 < 6mm,建议下一周期行人工周期冷冻胚胎移植。

（2）激素替代周期:用于各种原因导致的无自然排卵,如多囊卵巢综合征、卵巢功能衰竭等情况。分为递增方案及恒定剂量方案,2 种方案均需行 B 超监测子宫内膜情况。采用雌二醇递增方案能较好地模拟生理状态,但给药随时间变化而变,患者的依从性欠佳,而且可供胚胎移植的时间相对固定;恒定方案采用单一剂量的雌激素,患者的依从性好,并且可以通过改变雌激素的用药时间调整移植时间,胚胎移植相对灵活。

1）递增方案:从月经来潮第 3 天起口服雌二醇片 1mg,每天 2 次;连用 4~6 天后改为 2mg,每天 2 次;连用 4 天以后改为 2mg,每天 3 次。在用药过程中择机行 B 超监测,推荐当子宫内膜达到 8mm 或 8mm 以上时加用黄体酮,每天肌内注射 60~100mg,于黄体酮注射的第 4~5 天行胚胎移植,移植后继续按原来剂量的激素替代,确定妊娠后可维持雌、孕激素的剂量,至妊娠 7~8 周可开始逐步减量。

2）恒定剂量方案:从月经来潮第 3 天起每天口服雌二醇 2~8mg,于月经第 12 天起开始 B 超监测,推荐当子宫内膜达到 8mm 或 8mm 以上时加用黄体酮,每天肌内注射 40~100mg,于黄体酮注射的第 4~5 天行胚胎移植,移植后的处理同上。

（四）黄体支持

在胚胎移植前开始黄体支持能减少子宫收缩,平衡雌、孕激素比例,帮助子宫内膜向分泌期转变,改善内膜环境,有助于提高种植率。但过早的黄体支持同样不利于种植和妊娠。研究显示,在取卵前给予补充黄体酮较取卵日开始补充的着床率及临床妊娠率均明显下降。因此,黄体支持开始的时间应为取卵日至移植前之间。胎盘功能自妊娠 8 周左右开始逐渐取代妊娠黄体功能,在 10~12 周完全替代妊娠黄体功能,因此黄体支持方案维持至妊娠 10~12 周。

三、药物治疗方案和药物选择

本章涉及的控制性卵巢刺激及黄体支持的药物治疗方案和药物选择详见本章第一节和第二节。

四、监护要点

1. 治疗开始前的药学评估

（1）在确定 COS 方案前,患者应行 B 超了解卵巢和卵泡情况,观察子宫形态、大小、内膜厚度、肌层回声情况,以及有无子宫肌瘤、腺肌瘤、腺肌病、内膜息肉、内膜增生异常和内膜过薄等病理子宫现象。

（2）评估卵巢功能,患者的卵巢功能与辅助生殖技术的治疗效果密切相关,卵巢功能下降,对控制性卵巢刺激反应不良,因此实施技术前应进行必要的评估。在 IVF 的 COH 中发育卵泡数 ≤ 3 个或取卵数 ≤ 3 个、促排卵中注射 HCG 日雌二醇水平不足 500ng/L,则妊娠率明显降低。

（3）对于存在特殊病理生理情况的患者,在技术实施前应行预处理。如对于子宫内膜异位症或子宫腺肌病患者,可在预处理阶段使用长效 GnRH 激动剂的超长方案,待子宫体积缩小后再开始 IVF-ET 治疗;PCOS 患者必要时也应该进行预处理后实施 IVF-ET 技术,依据不同情况采用调整生活方式、加强体育锻炼、控制饮食、使用避孕药、调整雄激素水平等措施,为 IVF-ET 的实施创造更为有利的身体条件;输卵管积液患者根据病情及是否为复发性难治性输卵管积液,采取输卵管伞端造口引流或输卵管结扎术,以减少对妊娠结局的负面影响。

（4）评估 COS 的适用性,COS 慎用于以下情况:①原发性或继发性卵巢功能衰竭;②原因不明的阴道出血或子宫内膜增生;③已知或怀疑患有性激素相关的恶性肿瘤;④血栓栓塞史或血栓形成倾向;⑤对超促排卵药物过敏或不能耐受。禁用于以下情况:①有严重的精神疾患、泌尿生殖系统急性感染、性传播疾病;②具有吸毒等严重不良嗜好;③接触致畸量的射线、毒物、药品并处于作用期;④子宫不具备妊娠功能或有严重的躯体疾病而不能承受妊娠。

2. 治疗过程中的药学监护

（1）COS 方案中的激素监测

1）血清 E_2 水平测定:血清 E_2 水平与 COS 中卵泡的数量及其生殖功能明显相关,并不需要每天监测,但应在几个时间点进行 E_2 的测量。如长方案中启动 Gn 时应常规检测,协同 FSH、LH 评估降调节效果;注射 HCG 日也应监测,以此推测患者的生长卵泡成熟水平以及卵巢过度刺激综合征发生的可能性。然而对于一些特殊患者,如 PCOS 及部分卵巢反应不良的患者,应按需要

监测 E_2 以评估卵泡生长。

2）血、尿 LH 水平监测：长方案中启动 Gn 时应常规检测血中的 LH 水平，了解患者的降调节效果（一般认为 1~2U/L 为合适）。当最大卵泡直径超过 13mm 时，应该适时检测 LH 水平，监测 LH 峰的早发。注射 HCG 日应常规抽血检查 LH 水平。因为体内的 LH 呈脉冲式分泌，而且代谢快，如对单次 LH 检查结果有怀疑时，应及时复查血 LH 进行判断。一般认为，血 LH 值较基础水平增高 1 倍以上提示出现隐匿性 LH 峰，而超过 20U/L 时定为出现明显的 LH 峰。

3）血 FSH 测定：FSH 水平在促排卵中的监测意义主要在于监测血中的 FSH 代谢情况。当进行降调节时，可在启动前进行降调节的效果评估。

4）血黄体酮测定：主要用于卵泡晚期评估是否出现卵泡黄素化，协同其他相关指标确定 HCG 的注射时间。在 HCG 日常规抽取血测定黄体酮，偏高提示可能卵泡黄素化。

（2）HCG 注射后的监测：HCG 注射日测定血清 E_2 和 HCG 水平、卵泡直径和子宫内膜厚度。同时，对于单独使用 GnRH-a 或 HCG/GnRH-a 双重触发排卵的患者，血清 LH 也要测定。血清 HCG 和 LH 水平作为质量保证措施，以确保 HCG 和 GnRH-a 的合理使用。若观察到 HCG 或 LH 水平不恰当，应重复给予剂量，并在第 2 天测定血清 E_2 和 HCG 水平。如果 E_2 水平下降 > 30%，则 IVF 的预后较差。HCG 注射日 E_2 水平 > 3 000pg/ml 或 HCG 注射日后 E_2 水平 > 4 000pg/ml，需要密切监测 OHSS 的症状和体征，在取卵后的第 3 和第 5 天应进行适当评估。完整的评估包括体格检查，测量腰围、体重，盆腔超声检查卵巢大小及是否存在腹水。此外，也需要对血细胞比容、氨基转移酶及肾功能进行评估。如果患者有早期 OHSS 的表现或提示 OHSS 高风险，应冻存可移植胚胎，避免病情加重。

（3）移植后妊娠的监护：于卵裂期胚胎移植术后的第 14 天或囊胚移植术后的第 12 天留晨尿查 HCG 以判断是否妊娠，或于胚胎移植后的第 14 和第 16 天测定血清 HCG 水平及其上升情况以判断妊娠的发生。如阴性则停用黄体支持药物等候月经来潮；如阳性可于 2~3 周后进行超声检查，见妊娠囊可确定临床妊娠。HCG 检测曾经上升但此后复查 HCG 下降、无临床妊娠证据则为生化妊娠，注意血 HCG 缓慢上升者有异位妊娠的可能性。要注意出现少量的阴道出血应继续追踪观察。

（4）并发症的监测：应注意发生各种并发症的可能性，包括卵巢过度刺激综合征、感染、出血、多胎妊娠和异位妊娠等，特别要注意宫内、外同时妊娠发生的情况，一旦疑诊应及时按有关原则处理。

卵巢过度刺激综合征（ovarian hyperstimulation syndrome，OHSS）是促排卵治疗引起的严重并发症，以卵巢增大、血管通透性增加、第三体腔积液及相关的病理生理过程为主要特征，严重时可危及患者生命。OHSS 的预防重于治疗，采取有效的手段可显著降低 OHSS 的发生率。

由于 OHSS 的发病机制未明，因此治疗中以对症支持治疗为主，严防严重并发症的发生。轻度 OHSS 在大多数 COH 周期都可能出现，不需要特殊治疗；中度 OHSS 患者应学会自我监测，尽早发现重度 OHSS 迹象，包括体重监测、尿量估计、卧床休息以及摄入足够的液体等；重度 OHSS 患者需住院治疗，严密监测生命体征、24 小时出入量、体重和腹围、血常规和电解质，定期检查凝血功能、肝肾功能等，呼吸困难或有肺功能损伤的患者应进行胸部 B 超、氧分压测定或胸片，纠正低血容量和电解质、酸碱平衡紊乱，防止严重并发症的发生。

3．治疗注意事项　体外受精胚胎移植术后妊娠的自然流产率为 10%~15%，有时甚至更高。因此妊娠后应适当休息，避免过多活动，可以适当补充多种维生素。所有体外受精胚胎移植术后的妊娠建议均视为高危妊娠，孕产期应加强检查，及时作出相应处理。临产时如合并有其他指征可适当放宽剖宫产指征。

4. 不良反应监测

（1）GnRH-a 的常见不良反应如潮热、阴道干燥、性交困难，与垂体 - 卵巢轴阻断有关；罕见不良反应包括头痛、关节痛和肌肉痛。联合使用促性腺激素可造成对卵巢的刺激作用，有可能出现卵巢肥大、盆腔疼痛和腹痛。报道有过敏反应如荨麻疹、皮疹、瘙痒，以及恶心、呕吐、体重增加、高血压、情绪紊乱、发热、视觉异常、注射处疼痛。

（2）GnRH-ant 最常见的不良反应为局部注射部位轻微而短暂的反应如红斑、瘙痒及肿胀，常见轻至中度 OHSS，偶见严重的 OHSS 及包括假性过敏 / 类过敏反应在内的过敏反应。

（3）Gn 的不良反应

1）卵泡刺激素：肌内注射或皮下注射可能导致注射局部的反应如淤血、疼痛、红斑、肿胀和发痒，多数症状轻微且短暂；也可产生 OHSS；发生血栓栓塞时，通常与 OHSS 有关。

2）黄体生成素：可出现头痛、疲乏、恶心、腹痛、胃肠胀气、便秘和腹泻，可导致轻至重度单纯性卵巢增大（可伴有腹泻和腹胀），通常于 2~3 周后开始好转；OHSS 为严重不良反应，有引起血栓栓塞性并发症（如动脉血栓栓塞）的潜在危险。

3）HCG：偶有过敏反应的报告。较少见乳房肿大、头痛、易激动、抑郁、易疲劳、小腿及 / 或足部水肿、注射局部疼痛等。用于促排卵时较多见诱发卵巢囊肿，或轻至中度卵巢肿大，并伴轻度胃胀、胃痛、下腹痛，一般可在 2~3 周内减退；少见严重的 OHSS。

4）人绝经后促性腺激素：OHSS 为严重不良反应，有引起血栓栓塞性并发症（如动脉血栓栓塞）的潜在危险。

5. 患者教育

（1）卵泡刺激素的患者自我皮下注射指导

1）洗手：尽可能保持双手及所用物品的清洁。找一个清洁的区域，摆出所需要的每件物品：1 瓶本药冻干粉、1 支装有溶剂的注射器、2 个酒精棉球、1 个溶解药物用的针头、1 个皮下注射用的细针头、锐利物容器。

2）准备注射液：除去药瓶和预装溶剂注射器的保护帽。将注射器安上溶解药物用的针头，将全部溶剂慢慢注入本品药瓶中。不要拔出注射器，轻轻旋转药瓶，切勿剧烈振摇。待药物溶解（通常立即溶解）后，检查药液是否澄清或是否含有颗粒物。翻转药瓶，轻轻将药液吸回注射器中。如果需要注射多瓶本药，就将药液注入其他药瓶中，直到将所有药瓶中的药物均溶解。如果除了本药之外还有促黄体激素 α，可以将两者混合溶解后注射，也可以分别注射。将促黄体激素溶解后，抽回注射器中，再注入含有本药的药瓶中。待药物溶解后，再将药液抽回注射器中。如前所述进行颗粒物检查，如果药液不澄清则不能使用。1ml 溶剂最多可以溶解 3 瓶冻干粉。换上细针头，排出气泡（将注射器针头朝上，轻轻敲打注射器使所有气泡集中至顶部，推动针栓排出气泡）。

3）注射：在腹部或股前方注射，先用酒精棉球涂搽所选的区域。将皮肤捏紧，以 45°~90° 角将针头急速插入皮肤下进行注射。不要直接注入静脉内。轻轻推动针栓，尽量缓慢地注入全部溶液，然后立即拔出针头。用酒精棉球做圆圈动作，清洁皮肤。

4）处理用过的物品：注射完毕，立即将所有针头和空瓶倒入装锐利物用的容器中。用剩的药液应予以丢弃。

（2）黄体酮的使用

1）肌内注射黄体酮针引起注射部位硬结的预防和治疗

①预防硬结发生可采用以下方法：肌内注射后 3~4 小时可热敷注射部位，

热敷后可用清洁的手掌按摩注射部位，以促进药物的吸收。每天可左、右臀部更换注射，防止硬结产生。注射时尽量克服紧张情绪，避免因紧张造成肌肉痉挛，导致药物不易吸收。

②治疗硬结可采用以下方法：可于 100ml 60~70℃的温开水中加入 50g 硫酸镁粉，搅拌均匀，用纱布或毛巾浸湿，拧干，热敷硬结处，每 3~5 分钟更换 1 次，持续 20~30 分钟，每天 3~4 次，配合按摩效果更好。新鲜土豆洗净切片，削成 1~2cm 的厚度、比硬结处略大的片，敷在硬结处，然后用 2 条胶布固定，24 小时后取下，次日同法再贴。根据硬结大小，取鲜仙人掌 1 片，去掉外面的小刺，用小刀剥开，贴于硬结处，用胶布固定，每 24 小时换 1 次。

2）口服黄体酮的使用：食物可能会影响黄体酮的吸收，进而影响疗效，所以服药时间最好远隔进餐时间。副作用包括头晕、嗜睡、头痛等，为了减轻头晕等症状，建议患者尽可能将一次服药时间安排在睡前。服用黄体酮胶囊时，出现以下情况应立即停药：出现血栓性疾病（如血栓性静脉炎、脑血管病、肺栓塞、视网膜血栓形成）的临床表现；出现突发性部分视力丧失或突发性失明、复视或偏头痛。

3）黄体酮阴道缓释凝胶的使用

第一步：从密封袋中取出给药器，此时请不要去除可拧断的盖帽，用拇指与示指紧握给药器的粗端。用力甩 3~4 次（如甩体温计一样），确保将内含的药物甩至给药器的细顶端。

第二步：紧握给药器粗端的扁平部。拧下细顶端的盖帽，丢弃。当拧盖帽时请不要挤压粗端，因为这样可能会使凝胶在插入之前就被挤出来。

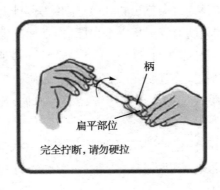

第三步：取坐姿或背卧姿势，弯曲膝盖，将给药器插入阴道，轻柔地将细顶端插入阴道。插入阴道的深度一定要超过细端管子的一半。

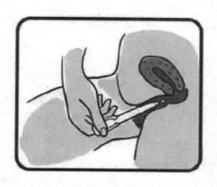

第四步：按压给药器粗端，将凝胶挤到阴道内。取出给药器并将其丢弃在垃圾桶中。请不要担心残留在给药器中的一小部分凝胶，因为已经接受正确和设定的剂量。

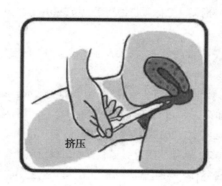

挤压

五、循 证 资 料

黄体支持是 IVF-ET 与激素替代 FET 周期中确保妊娠的必不可少的一个重要环节，然而尚无最佳黄体支持方案。2002 年一项 meta 分析的结果认为黄体酮与 HCG 的黄体支持作用没有明显差异。黄体支持用药的超说明书用药普遍存在，有研究显示占总医嘱数的近 40%，包括超剂量、超用药频次、超给药途径、超适应证和存在禁忌人群等。建议药师加强黄体支持超说明书用药管理，并进一步进行循证药学研究。

（编者：刘小艳 王 培 张 川

审校：丁 新）

参 考 文 献

[1] 中华医学会. 临床诊疗指南：辅助生殖技术与精子库分册 [M]. 北京：人民卫生出版社，
    2009.

[2] 乔杰，马彩虹，刘嘉茵，等. 辅助生殖促排卵药物治疗专家共识 [J]. 生殖与避孕，2015，
    35（4）：211-223.

[3] 武学清，孔蕊，田莉，等. 卵巢低反应专家共识 [J]. 生殖与避孕，2015，35（2）：71-79.

[4] National Collaborating Centre for Women's and Children's Health（UK）.Fertility：
    Assessment and Treatment for People with Fertility Problems. NICE Guidance [CG156].
    [2013-02-20]. https://www.nice.org.uk/guidance/cg156/ifp/chapter/Fertility-problems.

[5] 中华医学会生殖医学分会. 促性腺激素释放激素拮抗剂方案在辅助生殖领域中使用的
    专家共识 [J]. 中华妇产科杂志，2015，50（11）：805-809.

[6] 胡琳莉，黄国宁，孙海翔，等. 促排卵药物使用规范（2016）[J]. 生殖医学杂志，2017（4）：
    302-307.

[7] 中国医师协会生殖医学专业委员会. 高龄女性不孕诊治指南 [J]. 中华生殖与避孕杂志，
    2017，37（2）：87-100.

[8] 孙赟，刘平，叶虹，等. 黄体支持与孕激素补充共识 [J]. 生殖与避孕，2015，35（1）：1-8.

[9] 管一春，范宏芳，肖知英，等. 不同黄体支持方案对新鲜周期移植双胎妊娠围生期结局
    的比较 [J]. 实用妇产科杂志，2017，33（7）：541-544.

[10] 巨瑛，吴静，黄剑磊，等. 黄体酮阴道缓释凝胶配伍减量肌注黄体酮在体外受精 - 胚胎
    移植技术中的应用研究 [J]. 陕西医学杂志，2016，45（5）：519-521.

[11] 周媛萍，吴晓云，朱玉蓉，等. 辅助生殖技术中阴道局部给药黄体支持方案中血清低孕
    酮水平的临床疗效研究 [J]. 中华生殖与避孕杂志，2017，37（11）：870-873.

[12] 管一春，范宏芳，肖知英，等. 高龄患者冻融胚胎移植中不同黄体支持方案对妊娠结局
    的影响 [J]. 中华生殖与避孕杂志，2017，37（3）：188-192.

[13] 曹泽毅. 中华妇产科学 [M]. 3 版. 北京：人民卫生出版社，2014.

[14] 谢幸，苟文丽. 妇产科学 [M]. 8 版. 北京：人民卫生出版社，2013.

[15] 司徒冰，罗慕华，刘见桥，等. 辅助生殖患者在黄体支持中的超说明书用药调查 [J]. 中
    国医院药学杂志，2015，35（17）：1587-1591.

12检